ゴキブリはなぜ絶滅しないのか

——殺虫剤の進歩と限界

林　晃史［著］

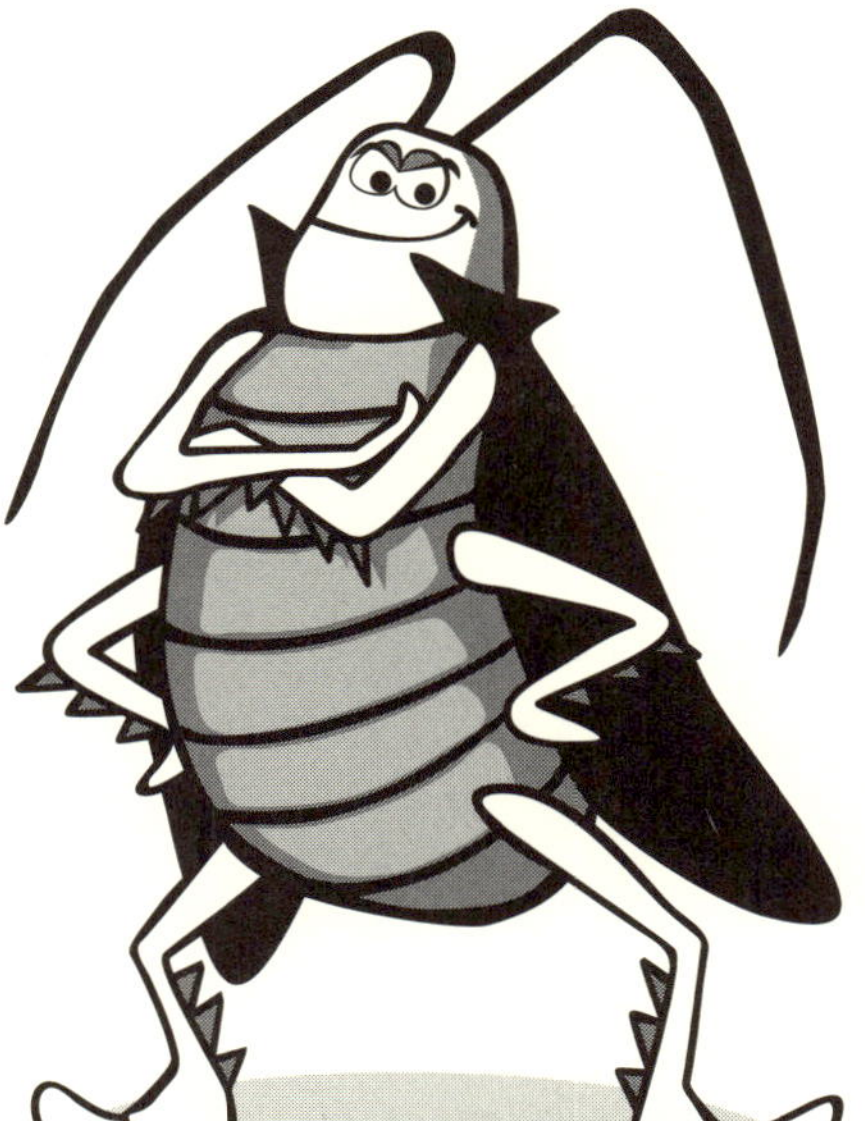

八坂書房

はじめに

人は、なぜに、虫を殺したがるのか。
一般的に、虫に対する人の接し方は、次の三つに大別することができる。

・限りなく好意を持って接する
・好意を持たないだけではなく、その存在を許せない
・まったく無関心

虫を殺したがるのは、虫の存在を許せない人たちであって、不思議ではない。しかし、納得のいかないのは、虫が大好きという人の中に、ゴキブリだけは許せないとい

う人のいることである。

では、なぜ、ゴキブリは、こんなに嫌われるのか、その来歴などは既に多くの書籍で述べられているので、それは割愛する。

本書では、ゴキブリを殺さなければいけない理由を見いだせないまま、〝ゴキブリと戦う〟というスタンスで、殺しのテクニックを研究、開発してきた著者の視点で話を進める。

人はゴキブリをなぜ殺すのか?

そんな見方もあるのかと納得していただければ、著者として幸いである。

林　晃史

はじめに　2

1章　日本列島ビルムシ・ライン　7
ゴキブリを見る目は変わる／ビルムシの分布を助けたもの
ビルムシの氏素性／ビルムシの生活特性／ビルムシとの戦い

2章　虫殺し屋の誕生　23
消毒屋さんから専門業者へ／江戸時代からの業態の変遷／急成長する業界
一般家庭の認識／食品関連企業の動き／アレルギー問題
技術力の向上をめざす

3章　虫殺しのテクニック　37
まず敵を知る／虫に関する基礎知識／虫退治の方法／化学的防除法
機械的・物理的防除法／生態的防除法／生物的防除法

4章　殺虫剤のすべて　49
殺虫剤の普及の歴史／殺虫剤の役割／殺虫剤の種類と性状
殺虫剤に期待する効果／殺虫剤に何が必要なのか／致死力／局所施用法
速効性／残効性／効かせるための使い方／生活の場の殺虫製剤

5章　ゴキブリとの駆け引き　79
殺虫剤の撒き方／戦いの道具立て／ＵＬＶの誕生／ＵＬＶ処理とは
ＵＬＶの定義／ＵＬＶの適応場所／ＵＬＶの特徴／ＤＣ殺虫法
手を汚さない殺虫法／ＤＣ殺虫法の特徴／置き去り法の誕生
対ゴキブリ戦略の転換／蒸散殺虫機／誕生の歴史／殺ゴキブリ装置の実力

6章　虫殺しの昭和史　111
大きな誤解？／つくられた「害虫」／高度経済成長とゴキブリ
ゴキブリ用製品の開発前史／家庭用ゴキブリ剤の登場
殺虫剤の近代化〈昭和三六年頃〉／クリーンに殺す時代〈昭和四三年頃〉
捕獲の時代〈昭和四六年〉／併用の時代〈昭和五二年頃〉
毒餌の時代〈昭和六〇年頃〉／成熟期〈平成七年頃〉／展望〈平成二四年以降〉

おわりに　131

資料１「衛生害虫防除薬剤の変遷と施用技術の進歩」　133
資料２「むし物語　－ゴキブリとの三〇年戦争」　160
参考文献　／　索引　／　著者紹介

カバーイラスト
上條あい

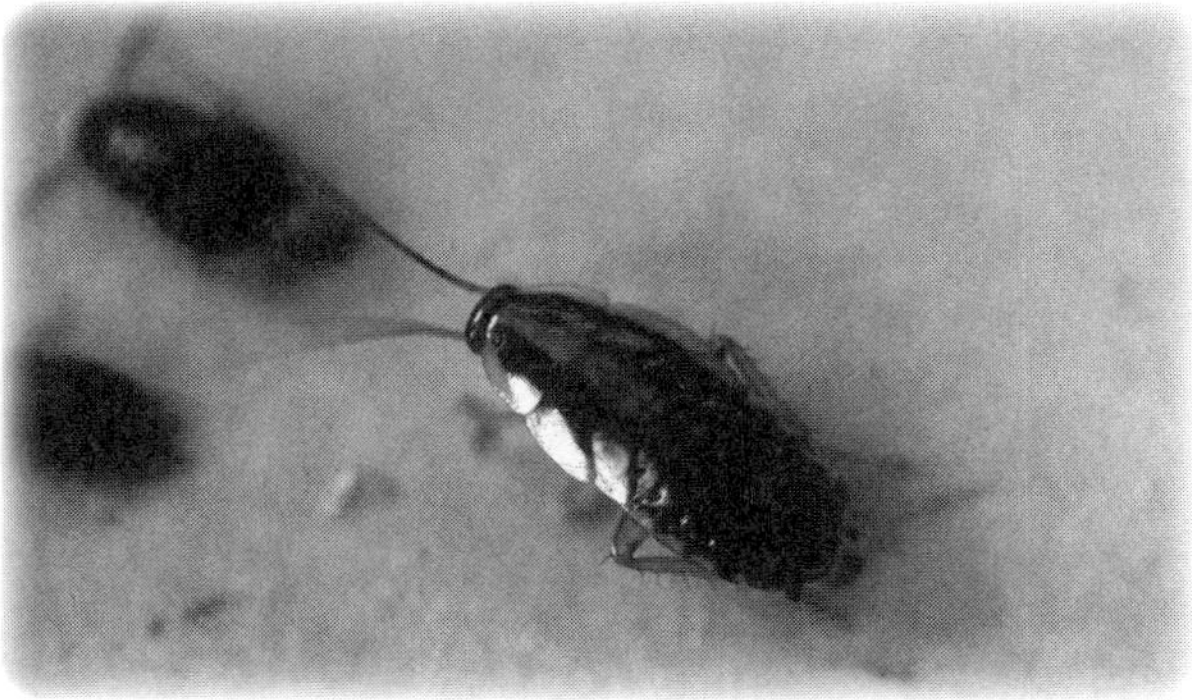

ゴキブリは悪い虫なのか？

1章　日本列島ビルムシ・ライン

ゴキブリを見る目は変わる

ゴキブリの棲み着き具合は、もともと日本にいたものと古い時代に外国から渡来したものがあるようだ。

このことの検証は、古文書の記録によるもので、ゴキブリから聞いたわけではない。

何でも、ゴキブリ文化史の専門家の説によると紀元前に、アリストテレスが、ゴキブリの脱皮という生態を観察し、それを記録にとどめているという。

ゴキブリは、外国ではかなり古くから科学の眼で見られていたようだ。

では、わが国での事情はどうなのか、その大略の状況を整理すると次のような記述が見られる。

近いところでは、江戸時代には、ゴキブリの着色図がいくつか描かれていて、その代表的なものに、『虫譜』や『虫譜図説』などの書物のあることが知られている。

また、ゴキブリという名前も、すでに、平安時代の『本草和名』（九一八年）の中に「阿久多(あくた)牟之(むし)」として登場している。

さらに時代がくだって、寺島良安著『和漢三才図絵』（一七一三年）の中で、「油虫」や「五器噛」として登場したことは広く知られた話である。

このような記録や解説などから在来のゴキブリは、今よく知られている「クロゴキブリ」であるようだ。

また、「油虫」と称されているのは、今でいう「チャバネゴキブリ」のようだ。このゴキブリは、文物の交流が盛んな地域で知名度が高く、文化とともにやって来た〝渡来種〟である。

著者が、この油虫と今日まで密接なるお付き合いが始まったのは、振り返るとおおよそ今から三七年前からである。

それは、高知の大学で夏期集中講義（応用動物学）をした折り、学生の一人から「ビルムシ」なる話を聞かされたことに端を発した。

話だけではわからなかったのだが、これがビルムシだと実物を見せられて納得、それは紛れもないチャバネゴキブリであった。

なお、その説明によるとこの虫は、新しいビルが建つとそこに出てくるので、この地域では、これを「ビルムシ」と呼ぶとのことであった。

この命名、まさしくチャバネゴキブリの特性の核心をつくもので、これは都市化がもたらす虫だと強く印象づけられたのだ。

この時点で、これからの時代の〝殺しのターゲット〟は、チャバネゴキブリで、これを「都市型害虫」と位置づけて宣戦を布告した。

ビルムシには、いくつかの侵略路線、「ビルムシ・ライン」があるので、これを明確にしつつ戦いようについて、順に話を進める。

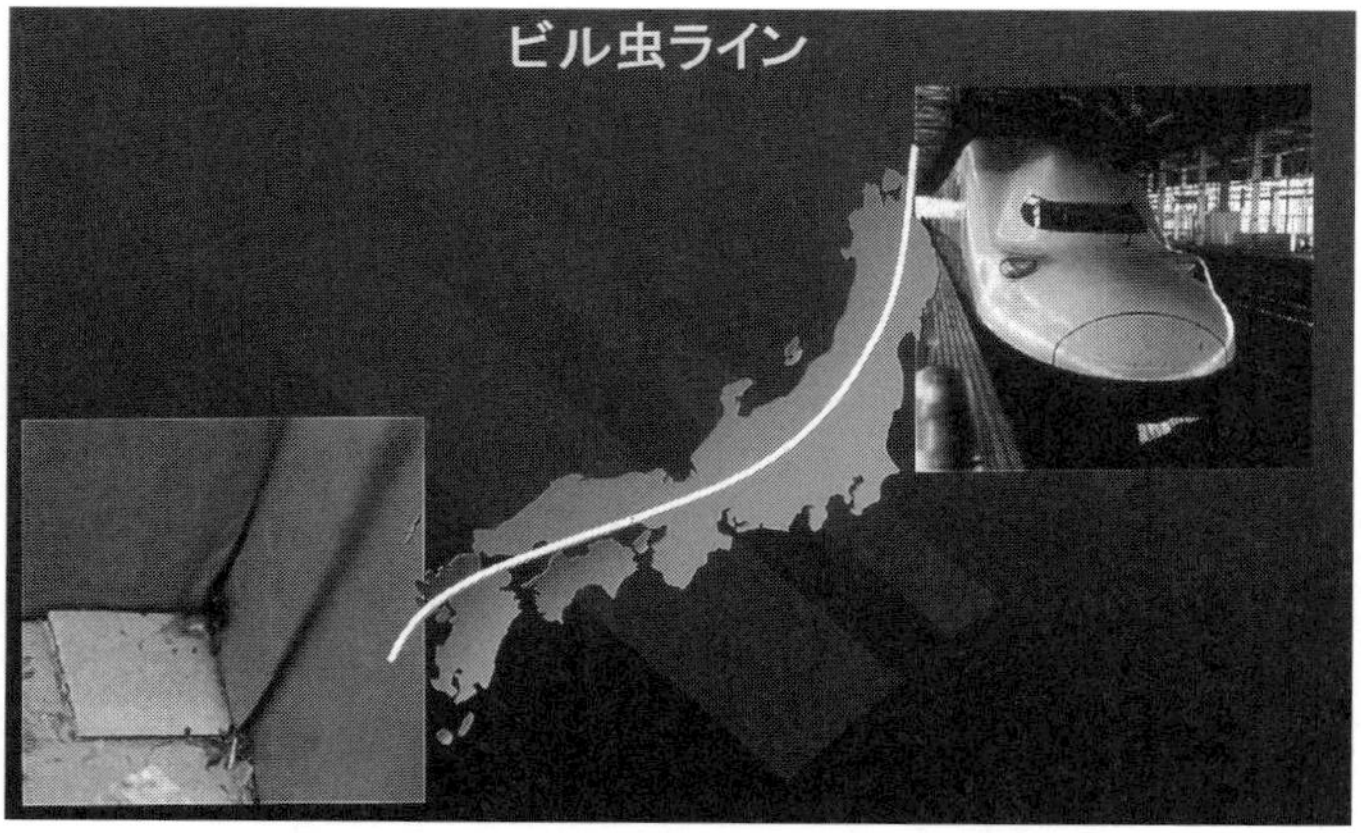

図１　ビルムシ・ラインの概念図。時代とともに交通機関の発達により、物量の増大や高頻度の交易が、ビルムシの分布を助けることとなった

ビルムシの分布を助けたもの

ゴキブリは世界に広く分布するようになったが、ゴキブリ自身が自力で移動したわけではない。

ゴキブリの出身地を探ると、どうもアフリカらしいとされている。分布は、人間の交易の発展とともに、アフリカから西ヨーロッパ諸国へ広がった。

現代では、経済の発展と関係の深い交通機関の発達により、物量の増大や高頻度の交易が、分布の広がりを助けることとなった。

このように見ると、ビルムシ・ラインは、人間の移動や経済活動の道でもあるのだ。

一方、ゴキブリは、もともと温暖な地域の虫なので、寒冷地では世代の継続ができない。

ゴキブリが、寒い地域でも生活が可能にな

ったのは、人間の経済力が増し、物資が豊かになり、建物内の暖房が普及したことで、その勢力範囲を広げることになった。

分かりやすい例として、寒冷な地域で、ビルムシ（チャバネゴキブリ）が定着したひとつの例を挙げると北海道がある。

まず、北海道の著名な昆虫学者、桑山 覚先生が、昭和一五年頃には、北海道本島ではチャバネゴキブリの存在を認めずとの調査結果がある。

さらに、北海道の建物に、チャバネゴキブリが定着するようになったのは、第二次世界大戦後からだろうと推測されている。

これは、戦後のことだが、札幌市内でのチャバネゴキブリとの出会いについては、服部畦作博士（元北海道立衛生研究所）が記している。それは、昭和二六年に札幌市内のデパートの食堂だったという。

その頃のデパートといえば、サッポロ市内でもかなり先端をいく建物だったであろう。

さらに後年、昭和四六年に、著者もハエの研究で北海道

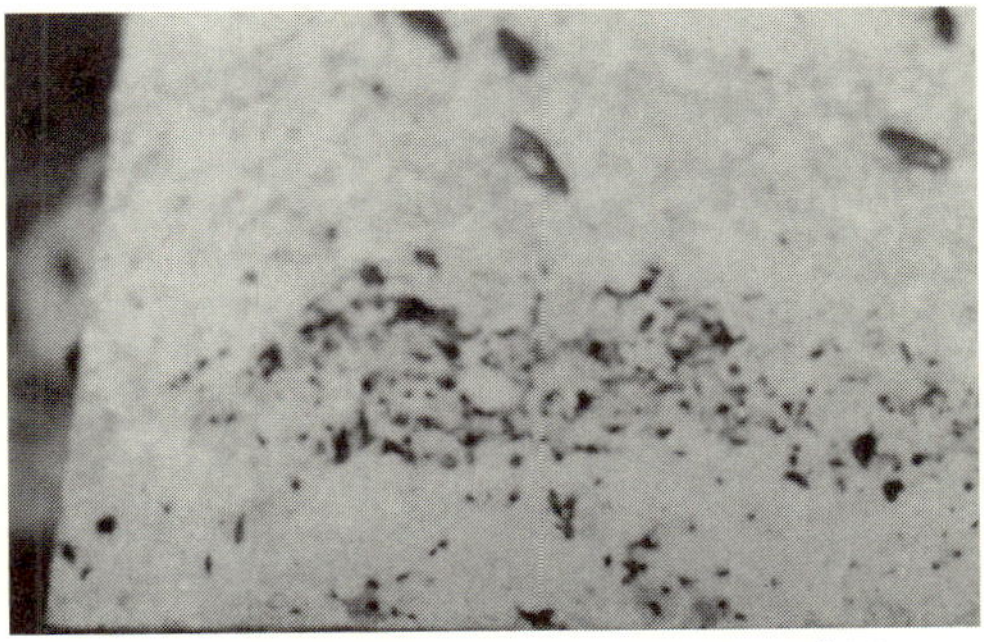

発泡スチロールの上のチャバネゴキブリの集団

を訪れたが、その折、札幌郊外の豚舎で、チャバネゴキブリが群居しているのに遭遇した。その場所は、豚の餌とするために飲食店舗から回収した残飯を煮なおす竈（かまど）の隙間であった。そこは、余熱と煮汁の残渣があって、ゴキブリの格好のすみかとなっていた。これは驚きもしたが、ビルムシのチャバネゴキブリは温度と餌があれば、北海道にも棲めるのだと納得した。

久しく、北海道にはゴキブリはいないと信じられていたが、あにはからんや以上の通りなのだ。北海道にも、ゴキブリがいることが公表されたのは、昭和五五年のことで地元の新聞、十勝毎日新聞の同年九月二八日付に大々的に報じられた。

また、ビルムシが面目躍如として登場したのが、昭和五八年で、根室新聞の同年三月一日付に、市内第一号の鉄筋マンションでチャバネゴキブリの発生を報じた。

この時代、まだゴキブリの発生が新聞ニュースとなり町の話題となっていた。経済の高度成長によるインフラの整備ができ、物流の迅速化は、ビルムシの版図を広げさせたのだ。

ビルムシが版図を広げるためのほかのビルムシ・ラインは、高速道路の拡張と普及なのである。高速道路は、物流を迅速にするだけではなく、運び込む量を増し、頻度を高めた。これが、ビルムシの定着の機会を増すこととなった。

高速道路網の大要は、図2のような状況であって、この拠点（A～E）の周辺では意図せずに、ビルムシ環境ができてしまう。

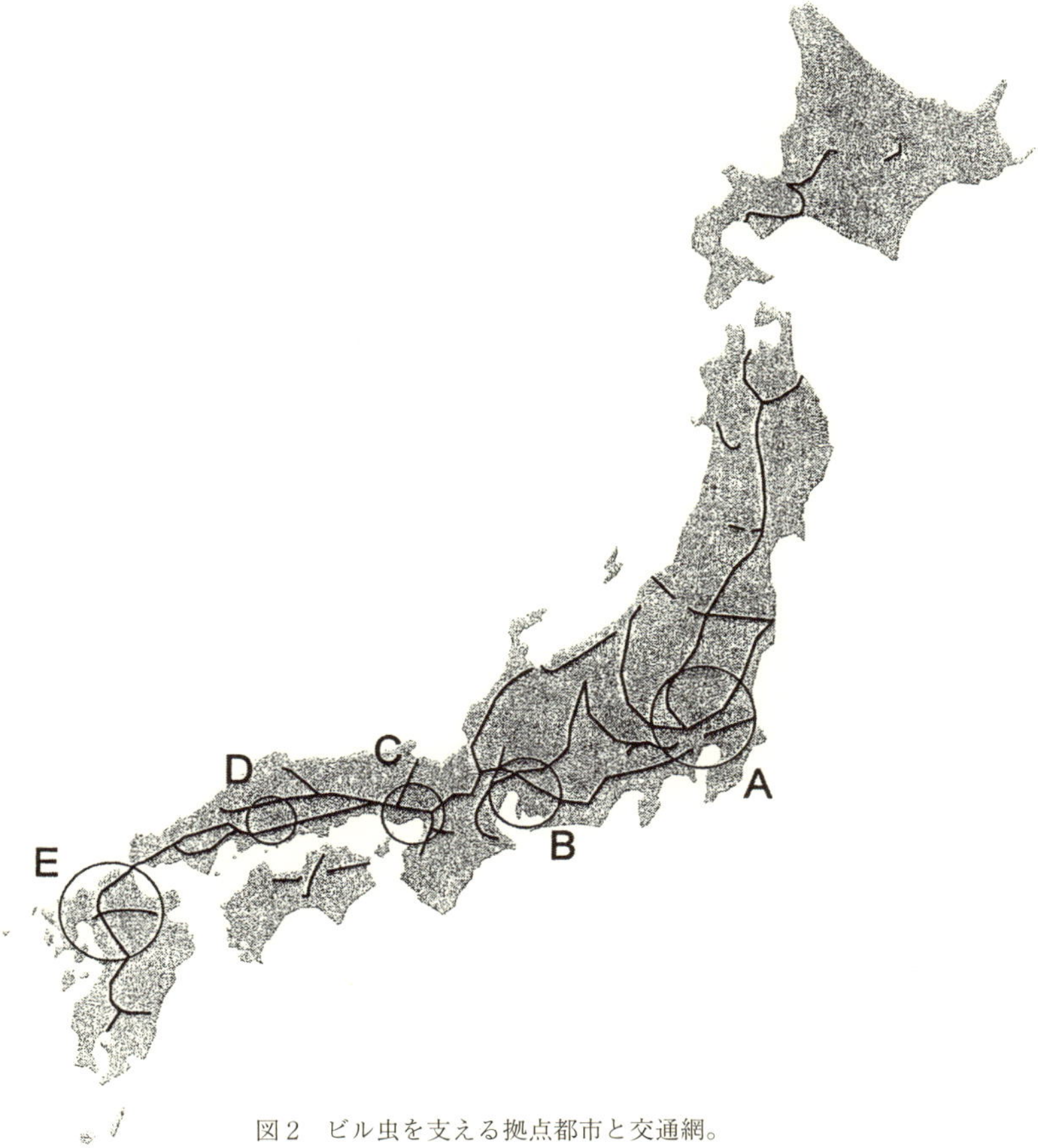

図２　ビル虫を支える拠点都市と交通網。ビルムシラインは、日本の両端まで走る。拠点Ａ～Ｅの周辺では、意図せずにチャバネゴキブリに適した環境ができる

なお、この道路網は、ビルムシの「シルクロード」なのである。拠点A、B、C、D、Eとそれぞれに特有の文化をなしている。加えて、鉄道新幹線の発達により、ビルムシの舞台に新たなる話題が派生するのは間もなくだろう。

これからターゲットとする「ビルムシ」の呼称の由来の背景は、以上のような観点からのもので、人とのつながりの深い相手である。

では、ビルムシの虫としての性状はどんなものなのか、必要最小限の紹介をしておく。

ビルムシの氏素性

この虫は、人の生活環境が「都市化」することで、目立つようになった問題虫である。

虫の氏素性は、ゴキブリ目という大群の中のチャバネゴキブリ科というグループで、その中でもチャバネゴキブリ亜科に属する虫である。

その中には、チャバネゴキブリ、モリチャバネゴキブリ、ヒメチャバネゴキブリ、ヒラタゴキブリ、ミナミヒラタゴキブリ、チヤオゴキブリ、フタテンコバネゴキブリと称する仲間がいる。

この中のひとつが、チャバネゴキブリで、これだけが屋内性なので、人とのかかわりを持つのだ。

チャバネゴキブリは、世界に広く分布しており、その外国名をGerman Cockroach（ジャーマン・コックローチ）という。だが、決してドイツだけに棲むゴキブリというわけではない。
今、ゴキブリをターゲットにしている背景をよく知るには、ゴキブリの氏素性を明確にした経緯にも眼を向けたい。

日本におけるゴキブリの氏素性学、専門的に言うと分類学的研究だが、この研究は古くは明治三一年に、松村松年博士によって始められた。

この松村博士は、日本で最初の昆虫学の本『日本昆虫学』（一八九八年）を書いた、日本の昆虫学の開祖なのである。

この分類学的研究は、戦後に朝比奈正二郎博士によって本格的に進められていて、ようやく昭和六一（一九八六）年に三原 実博士が『日本産ゴキブリ仮目録』を作成した。

これによると日本産ゴキブリは、四科一二亜目四三種である。なお、この中で人間とのかかわりの深いのが、クロゴキブリ、ヤマトゴキブリ、ワモンゴキブリ、トビイロゴキブリ、チャバネゴキブリの五種類なのだ。

著者らは、一九八九年と一九九〇年の二回、「大きいゴキブリ募集コンテスト」を一般消費者を対象にし、全国規模で実施したことがある。

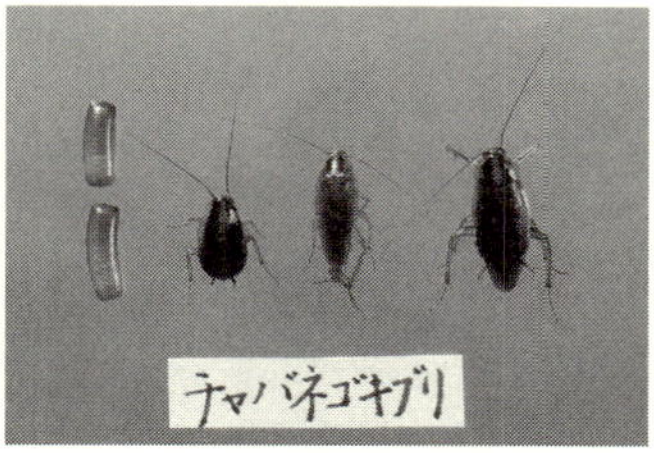

「ビルムシ」ことチャバネゴキブリ

同コンテストでは、メインの目的以外に日本のゴキブリ情報を知ることができた。これは、国が行う日本人口の動態調査、国勢調査に当たるゴキブリの国勢調査に等しいものだった。

最大の大賞が、賞金一〇万円というのもあって、大型種を集めるのに重きが置かれていたが、結果は表1の通りであった。

このうち、世界一大きいゴキブリも得られたが、わが国のゴキブリ事情を裏づけるものであった。

なんといっても、日本における全国的優占種は、チャバネゴキブリとクロゴキブリであるとされるが、前者はビルムシと称されるだけにビルや飲食施設に多く、後者は一般住宅型である。

ビルムシの分類学的な事情と定着・分布の

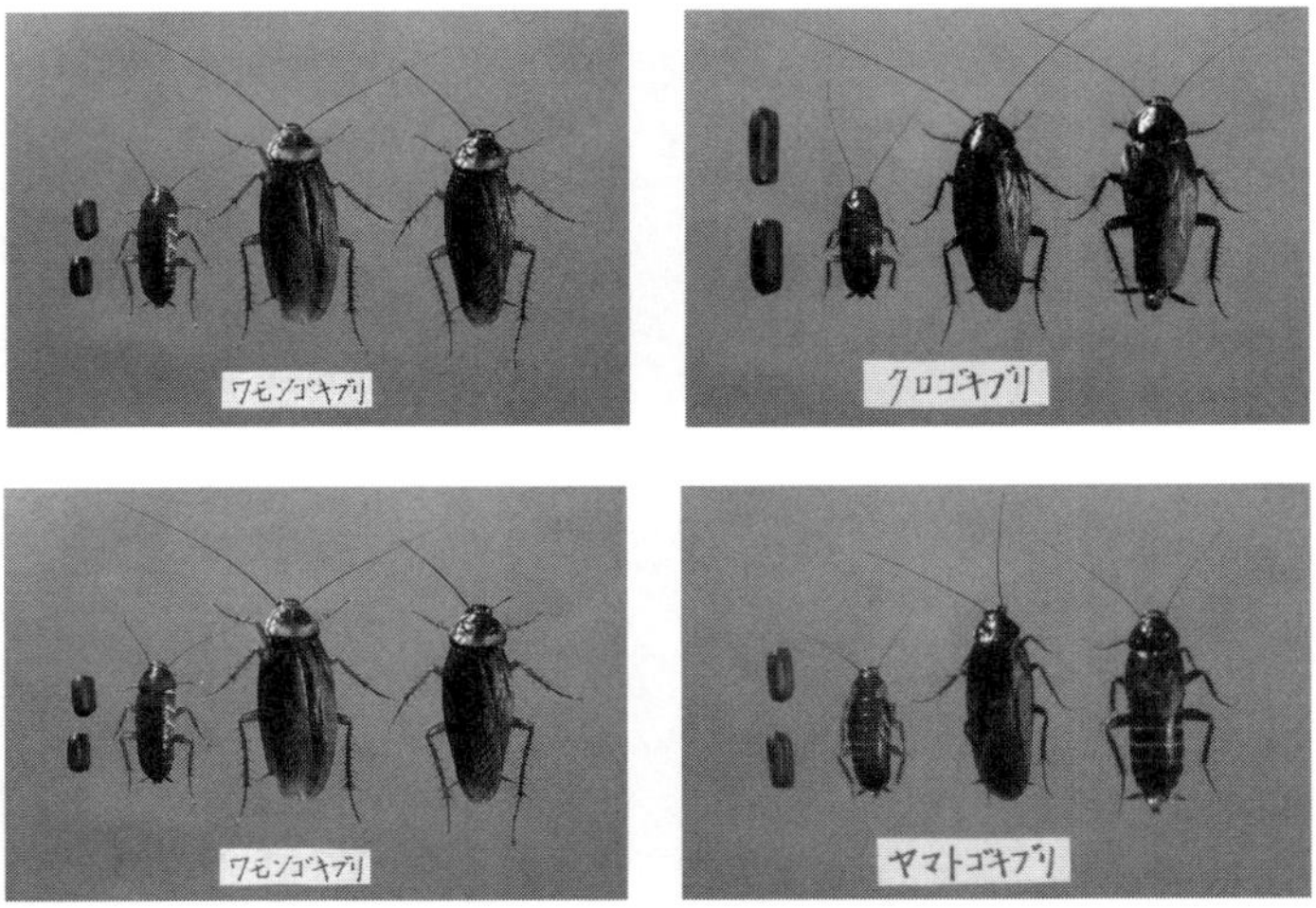

人間とかかわりの深いゴキブリ

状況は、以上の通りで素顔が見えてきた。なお、このビルムシの生活特性を整理すると表２（次頁）のようになる。

ビルムシの生活特性

このビルムシことチャバネゴキブリは、熱帯型で低温に弱く、二〇度を切ると活動が低下し、増殖しなくなる。したがって、保温効果の高いビル、火熱を用いる飲食関連施設で広汎に生息を続けている。

ビルムシの活動場所は、暖かくて水場に近い乾燥した場所である。ビルの給湯室に多く見かけるのは、このせいである。

このように、ビルムシは、都市型環境下では、年間を通して見ることができ、暖房に恵まれて、

表１　一般消費者に呼びかけたゴキブリコンテストに応募のあったゴキブリ事情の種類

種類	応募者の地区と種類				
	北日本	東日本	西日本	南日本	合計
クロゴキブリ	1	168	47	6	222
ワモンゴキブリ	0	3	0	66	69
ヤマトゴキブリ	3	17	0	0	20
チャバネゴキブリ	0	23	0	1	24
モリチャバネゴキブリ	0	1	1	0	2
マダラゴキブリ	0	0	0	3	3
オオゴキブリ	0	2	0	0	2
サツマゴキブリ	0	0	0	1	1
ツチゴキブリ	0	1	0	0	1
合計虫数	4	215	48	77	344

（都市型害虫研究会、1990）

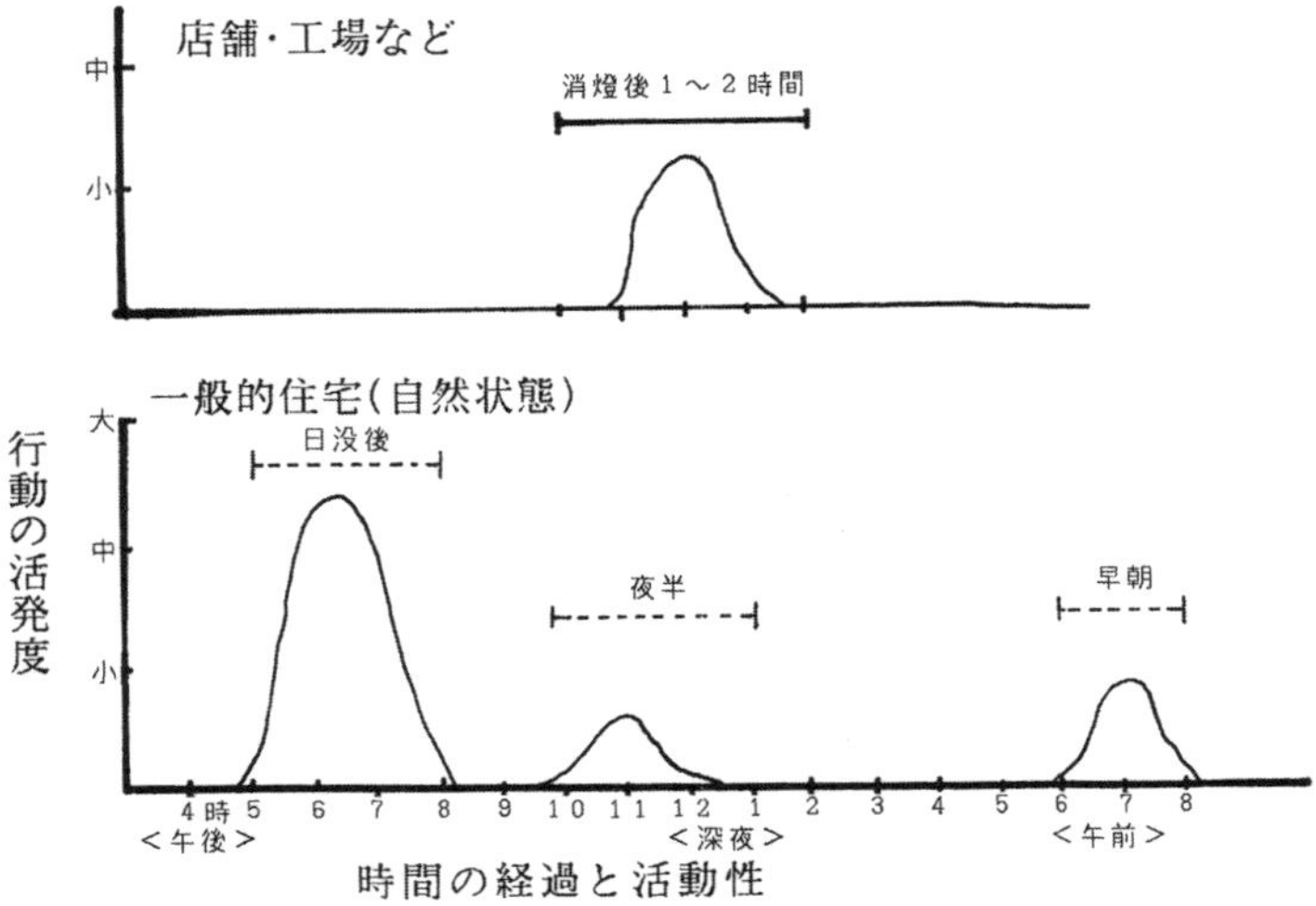

図２　ビルムシ（チャバネゴキブリ）の活動時間帯

表２　ビルムシ(チャバネゴキブリ)の生活特性

体調・・・・・・・・・・	18 ミリ前後
最適活動温度・・・・・	30 度
発生回数（年）・・・・・	数回
活動時期・・・・・・・	通年
卵鞘内日数・・・・・・	17 ～ 35 日
（一卵鞘内の卵数）・・	（40 前後）
幼虫期間・・・・・・・	42 ～ 217 日
雌成虫寿命・・・・・・	98 ～ 182 日
卵→成虫所要日数＊・・	90 ～ 105 日

＊著者の実測値

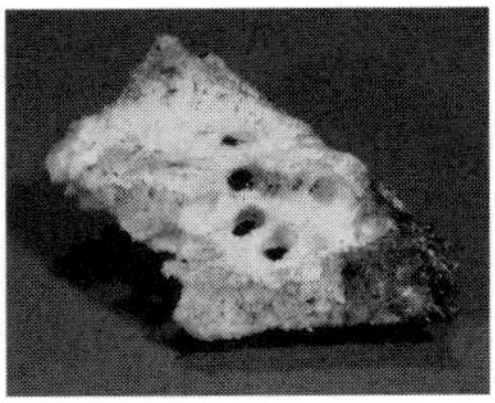

クロゴキブリの卵

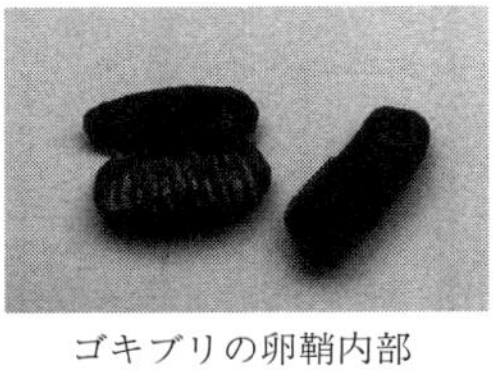

ゴキブリの卵鞘内部

水と少量の有機物があれば繁殖し続けることができる。

なお、ビルムシの性格、活動場所の時間帯を現場で観察したところ、図2のような行動をとることがわかった。

行動状況は、その場所の稼働状況や人の動きなどでかなり違うが、マンションの事例では、午後七時頃をピークとする日没型、夜半の一一時頃をピークとする夜半型、朝の七時頃をピークとする早朝型の三タイプがあるようだ。

また、製造施設や飲食施設などでは、消灯後や釜の火を落とした一～二時間後に活動が活発になる。これが、ビルムシの基本的情報なのだが、ビルムシのこの慎ましやかさが、都市型化から派生する雰囲気になじみやすいのかもしれない。

ビルムシの害の有無は別として、今、これが退治の対象となっている。では、これは、どのようにして退治されているのか、その現状を詳らかにする。

ビルムシとの戦い

虫退治、虫殺し、殺虫などという言葉は、なんとなく高揚感と引け目のある表現である。

しかし、その行為は、現代における日常生活の場、食品類・農畜産物の生産の場などでは、不可欠に近い作業である。また、多くの人達は、これが行われている場所やその方法についてでは、ほとんど無関心に近いのが現状だろう。

虫殺しが、日常的に極めて身近なものになったのは、今からかれこれ五五年以上も前の昭和三〇年代のことなのだ。

それは、今、六〇歳近い人たちが、この世に生まれいでた頃である。今、この人たちに昭和三〇（一九五五）年に始まった「蚊とはえのいない生活」実践運動が、国民運動として推進された事業であったことを理解してもらえるだろうか。おそらく、知る人もないだろうし、また、蚊やハエが、なぜにそんなに騒がれたのか、不思議に思うことだろう。

わが国の「虫殺し」と言えば、ほぼ昭和四〇年代までは、主要な対象が蚊やハエであった。なお、それ以前はというと、ノミ、シラミ、ナンキンムシ（トコジラミ）の世界であった。これは、なんとも生活の豊かさにほど遠い虫たちであった。

虫殺しの対象が、ビルムシなるゴキブリに矛先が向けられるようになったのは、ようやく昭和四五年頃からのことである。

このようになるのは、昭和三九年の国鉄東海道新幹線の全通、これに続く名神高速道路の全通、さらには東京オリンピック開催など、国の経済の高度成長が、深くかかわったことがうかがえる。

人の日常生活の快適さは、ビルムシにとっても悪かろうはずがないのだ。経済の豊かさは、ビルムシの静かなる版図拡大を支えた。

実際に、昭和五〇年代に東京都の中心部の高層ビルの七五八戸を対象に、虫事情調査がなされ、ビルの一六・二パーセントが、ゴキブリに悩んでいる状況がわかったという結果が出ている。

このような次第で、虫殺しは、かつての蚊やハエの時代までは、行政主導型で行われたが、豊かさから問題化した虫達は、自己責任、自主防衛を必然的なものにした。

ビルムシ退治は、一般家庭の場、公共施設の場、あるいはビル・飲食施設・工場などの営業の場（これは、以降、営業施設と呼ぶ）などに大別される。

ビルムシの問題性は、その分野での認識の違いで異なり、その対策のあり方も変わってくる。

ビルムシ退治で、問題になるのは、公共施設の場と営業施設の場であって、その対応の仕方である。

まず、考えられている対応は、自分の手で行う自主管理という方法と、その担い手を外部の専門業者に委託する方法がある。

しかし、これらの場での自主管理は、理論的には可能であるが、実際に実行となるとかなり困難を伴う作業である。

したがって、大体は、専門業者に委託という手段がとられる。実際に委託する場合には、その手順を明確にしておく必要がある。

今日でこそ、手軽に「〝専門業者〟に委託する」と言うが、少し前までは、この専門業者なるものの判断基準が明確になっていなかった。

専門業者には、現在に至るまでにいくつもの物語と歴史がある。そのことを承知のうえで、ビルムシ退治を見ると、その文化を感じることができる。

専門業者たちの辿った、今日への苦汁の道筋を、多くの創業者たちといっしょに現場を歩いた体験にもとづいて語ることにする。

2章　虫殺し屋の誕生

消毒屋さんから専門業者へ

今日、一般の人に、虫殺し、その専門業者の有無、そのなんたるかを問うた場合、すんなり答えが返ってくるだろうか。

たとえ答えが返ってきたとしても、かなり高齢の女性からは、「〝消毒屋さん〟ですか?」という反応があればよい部類かもしれない。

かつては、虫殺しは消毒屋さんと呼ばれる類の作業であった。その昔、結核(肺病ともいう)患者の家などの消毒をする仕事があった。言うなれば、家の〝丸ごと掃除屋さん〟だ。

このことに端を発する呼称であったが、消毒屋さんの仕事は、昔の法律の「伝染病予防法」に由来する、法的な意味のあるものであった。

しかしながら、この虫殺しの「業」は、残念ながら、しばらく世の経済活動を示す、職業分類一覧に「業」としての記載がみられなかった。

では、正式な確たる名称はというと、即答がむずかしい。誰から命名されたのか、定かではないが、いつしか「害虫駆除専門業(者)」あるいは「PCO」を用いるようになった。

著者は、原稿を書いたり講演のときなどには、「有害生物管理業(者)」あるいは「PCO」で通している。

同業者が集まり、組織した団体名は、「日本ペストコントロール協会」である。その会員は、このPest Controlの英語の頭文字をとって「PC業」と称しているようだ。

また、実務を行う人達を英語で示すと、Pest Control Operator（ペスト防除士・有害生物防除技術者）で、この頭文字をとって「PCO」と称している。

このように、職業の名称が定かになるのには、以上の経緯があって、今のように容易に口から出るには、長い年月を要したのだった。

現在では、PCOは、虫殺しのプロフェッショナルとして、社会に受け入れられる基盤が整った。これからは、ビルムシ退治の担い手としての期待を満たすため、固有のサービス開発が必須となった。

まだ、その道は半ばなので、今が今日への道筋を見返る絶好の時期である。

そのためには、発展の兆しが見え始めた頃の業態を念頭にすべく、当時の状況に触れる。

江戸時代から続く業態の変遷

虫殺しが仕事として登場したのは、故事来歴に詳しい森谷清樹博士によると、江戸時代だという。

それは、裕福な商家の妻女や小唄の師匠などの愛猫にたかるノミを捕る商売があって、これを始祖とするという。

なんでも、ノミのたかった猫を動物の毛皮で包んで捕獲して退治したという。

その真意のほどは分からないが、俳聖の芭蕉の句にも詠まれるほどのノミのこと、なんとなく納得のゆく話だ。

参考までに、俳聖を困らせたノミの句は、「蚤虱馬の尿(シト)する枕もと」なるもので、鳴子から羽前へ越える中山越の折のものだ。

今日、わが国の家庭で見られるノミは、ネコのノミがほとんどであるが、今でもノミの被害は少なくない。

さて、虫殺しの起源が、ネコのノミ取り、消毒屋さんは別として、今日の「業」として活気を帯びた頃の状況を見ていこう。

盛りが見え始めたのは、昭和五〇年代頃であるが、協会に登録した業者数は全国で、おおよそ五〇〇社に達した。

また、未登録者数もあって、確実なところは定かではないが、業者数は二〇〇〇社を下らないという活況であった。

その業務内容は、一般家庭、飲食店、食品製造工場および取扱い施設、ホテル、事務所およびビルなどのネズミ、ゴキブリ、シロアリなどの駆除や管理であった。

この五〇〇社におよぶ業者は、その六〇パーセントが、昭和四〇年代に開業したものである。

業者像は、個人的なものから会社組織のものとあって、その中身はまちまちである。

当時の協会に登録されたものから、やや強引に平均的なものをまとめると、おおよそ、表1のような状況である。


ＰＣ業者の特質は、少人数での集合体であって、大手と中小の差が極めて大きいことである。

この傾向は、今日でも大きく変わることはないが、グループ化方式も進み、体質の変化がみられる。

年間売上額も、今では数千万円から数百億円と、その幅は大きい。ただ、いずれにしても、「人」に依存する業務なので、サービスの「質」にはバラツキがある。

つまり、業者そのものが、「大きい」ことは、必ずしも「よい」ことにはつながらないのだ。

このようなことを背景にして、ＰＣ業の姿を整理すると「一般ＰＣ」と「産業ＰＣ」の二つに大別することができる。

どちらも等しく、社会的な要求は高い。これが、ＰＣ業の本当の姿である。

表1　PC 業者の実態（1992 年頃）

組織・・・・・・	株式会社（75.4%）
資本金・・・・・	500 万円未満
年間売上額・・・	約 6000 万円
従業員数・・・・	全平均では 4.2 名 10 名以下 （全体の 51%）
車両保有数・・・	約 6 台
主要散布器・・・	約 13 台
営業年数・・・・	16 ～ 20 年

急成長する業界

虫殺しの、「業」の立ち上がりは以上のようなものだが、社会の流れは「業界」を形作る、企業としてのイメージを明確にするなど、企業姿勢の確立が不可欠になった。

その歩みは次のような道程であった。

今の日本ペストコントロール協会の発足は、一九六八（昭和四三）年一一月のことで、今から四四年前のことである。その当時、設立発起人となった同業者は、九七社であった。また、その時期に、東京都を中心に活動していた同業者が集って、東京ペストコントロール協会を設立した。その折の発起人は、一〇六社だった。

この設立後は、会員相互の意識の向上に努め、さまざまな取り組みを行い、確かなる成長をたどった。

この協会が、三〇年を迎えたのは、一九九八（平成一〇）年のことである。当時の会員業者数は、日本ペストコントロール協会で八三三社を数え、東京都ペストコントロール協会で一四四社に達した。

これは、虫殺しという「業」から「企業」へと脱皮する目的の努力で、日本ペストコントロールの出発時の九七社が、約九倍に増えたことは目的に沿う効果であった。

ただし、これは、業界の進んだ方向の流れであって、その「質」の面での具体的な姿は、まだ明確になったわけではなかった。

この、虫殺しの「質」が問われるようになったのは、この三〇年の節目からである。

その前に、業界がどれほどの市場なのかを見ておこう。この時期の業界の年商額とその内訳は、表2の通りである。表に示されている年商額は、取材誌によって若干、評価は異なり、およその額だが、シロアリ駆除を合わせて、一八〇〇億円の市場とされた。

また、シロアリ駆除を除いて、ゴキブリ駆除が、二九・〇パーセントに達した。

これは、1章で述べた「ビルムシ(チャバネゴキブリ)」が、ビルムシ・ラインに沿って、静かなる版図の拡大をもたらせたことで、要防除対象とし浮上したことが影響している。

ビルムシが、要防除対象に位置づけられた背景について分析をすると、高度経済成長期に世の中が大きく変わり、人々の意識も変化していったことがわかる。

表2　害虫駆除業界の年商額と内訳

業界の年商額：1800億円(含シロアリ駆除)	
内訳：	
ゴキブリ駆除・・・・・・・・	29%
ネズミ駆除・・・・・・・・・	19.4%
食品害虫駆除・・・・・・・	4.7%
樹木害虫駆除・・・・・・・	4.3%
バード・コントロール・・・	3.8%
除草作業・・・・・・・・・・	4.7%
合計65.9%(残はシロアリ)	

(薬局、1997年)

一般家庭の認識

日常生活の場が清潔で衛生的になるにつれて、衛生害虫は、伝染病の媒介者としての役割は軽減した。

それにともない、人の考えが、人を刺咬・吸血する以外に、虫がいるだけで「不快」「気持ちが悪い」という極めて感覚的な害に変わった。

ゴキブリは、一般家庭においては、不快・不潔の理由で駆除の対象となる。なかには、ごく一部の人だが、〝病気を運ぶ汚い虫だ〟として、顕著に嫌う人がいる。

食品関連企業の動き

わが国の経済の高度成長は、生活スタイルを大きく変え、なかでも食生活を著しく変化させた。食堂、レストランなどが増え、日常生活の場に外食文化をつくりあげた。そして、利用者の多くは、飲食店の清潔度に極めて高い関心を持っている。

ある調査によると、外食店で一〇人に七人が、ゴキブリなどの不快虫を見つけ、そのうちの三分の一の人が、二度とその店に行かないという。

つまり、飲食店舗のゴキブリ退治は、顧客管理に不可欠なことになった。かつて、著者が飲食店の店長に聞いた厨房のペストのナンバー・ワンは、表3に示した通り、ゴキブリであった。

ゴキブリと回答した五〇件のうち、大型種が一一件、小型種が三九件。前者はクロゴキブリで、後者はチャバネゴキブリである。なお、この厨房ペストの調査は、新しい「ゴキブリ駆除システム」のPR活動を全国に展開したときの所産だ。

調査結果は、ゴキブリとの戦いのビルムシ・ビジネスに新たなる市場をもたらせた。

なぜなら、ゴキブリは、食品工場などでは、「混入異物」の〝虫〟として恐れられているからだ。

ある、大手の食品工場では、年間六三件の虫クレームがあって、そのうちの三〇パーセントがハエ類、約八パーセントがゴキブリであった。

ハエのように自由に飛ばない、ただ歩くだけのゴキブリが、これほどの頻度で迷入するのは厄介な話である。

以上のように、食品関連施設にあっては、生活スタイルの変化に

表3　レストラン、飲食店の50人の店長に聞いた厨房のペスト

内訳	ゴキブリ類	ハエ類	蚊類	チョウバエ
回答者数	50 (大型11、 小型39)	36 (大型6、 小型30)	13	34
順位	1	2	4	3

*直接の質問による(福岡、岡山、大阪、東京、札幌)平成5年3月〜平成6年3

伴い、ゴキブリ駆除が重要性を帯びてきた。

この時期、食品業界では、食品の安全性を確保するため、HACCP（ハサップ）システムの導入が進められており、そ族昆虫駆除を含む施設の衛生的管理が、必須の業務となった。

アレルギー問題

ゴキブリ駆除の必要性は、今、新たな時代を迎えている。それは、「ゴキブリ・アレルギー」の登場である。

その発端は、一九八七年のペスト・コントロール・テクノロジーに掲載された、"The invisible enemy : Cockroach allergies."（目に見えない敵：ゴキブリ・アレルギーとでもいうのか）という報告である。それによると、一九六四（昭和三九）年にアメリカ・アレルギー学会第二〇回年次総会で、ゴキブリに起因するアレルギーの可能性が、臨床的に証明できるとする報告がなされてから関心事となったという。

これは、驚くべきことに、ゴキブリの多い家から来院する、喘息患者の七〇パーセントが、ゴキブリ・アレルギーによると分かったことである。

また、ゴキブリ・アレルゲンの食物への汚染の高いことも指摘している。

その後、わが国においても、小児喘息患者の三人に一人がゴキブリに対するアレルギー体質であることが分かった。

一九九四年九月二六日付の読売新聞の記事によると、中学生以下の約五〇人の小児喘息患者について、免疫グロブリンEの調査を行い、チャバネゴキブリに対して二五パーセントの患者が、ワモンゴキブリなどの大型種に対して一六〜二〇パーセントの患者に抗体が見つかったという。

このような事情で、ゴキブリ退治は新たな局面を迎えて、ＰＣＯの出番を創出することになった。こうした事実は、ゴキブリの被害が、経済および人々の健康への影響が少なくないことを広く知らしめることになった。ゴキブリは、要防除種の対象としての〝価値〟を一層、高めることになったのだ。しかし、このことは、ＰＣ業の価値に対する効果がより求められることを意味する。

価値に対する効果は、質なので、その質の向上が必須事項となった。では、ＰＣ業のとった質の向上への努力の跡と、その成果を追ってみることにする。

同業界の興味深い部分は、それぞれの地域に中心人物がいて、群雄割拠(ぐんゆうかっきょ)を呈することだ。その状態を新たな製品開発を計画した折に調べたことがあるが、意図に沿えると思えるのが、七一三社であった。

後述する製品や技術開発の中で、何度も登場するが、割拠の背景にあるのは、1章で述べた「ビルムシ・ライン」や道路網が大きく関与している（図1・次頁）。

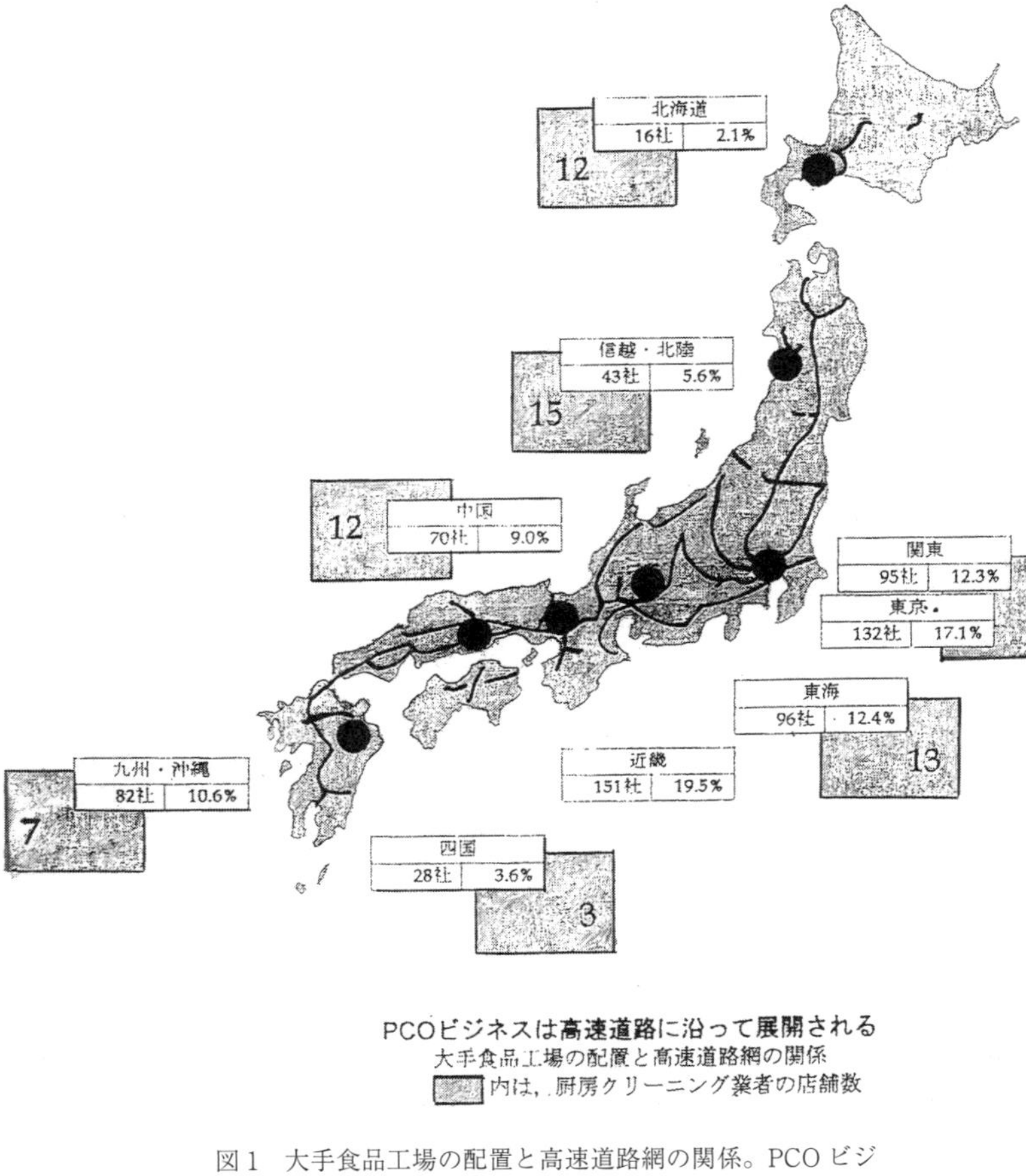

図1　大手食品工場の配置と高速道路網の関係。PCO ビジネスは高速道路に沿って展開されており、高速道路はまるで「PCO のシルクロード」である

技術力の向上をめざす

プロの虫殺しの業態、「害虫駆除専門業（ＰＣ）」は、同業者が集い、協会の設立三〇年の経過の中で、その姿勢が明瞭になってきた。組織が整えば、次に求められるのは、それに見合った「質」と顧客が納得する技術を備えることである。

では、この業態固有の技術を明確にするとともに、その技術をどのようにして身につけさせるかが、もっとも大切なところである。普通、世の中では、技術をもってサービスとする職業は、その基礎を身につけさせるための機関、学校がある。

しかし、不思議なことに、この業態にはこれがないのだ。さりとて、これが一子相伝の技(ワザ)という訳ではない。

今、虫殺しは職業となる技術なので、標準化された技術教育は不可欠である。この教育を確実にするためには、現状の再認識が必要である。これに先立ち、業態の現状を整理するとおおむね、次の状況である。

それは、一般家庭や飲食店舗などを対象とする、一般ＰＣ（ジェネラル・ＰＣＯ）と大型施設、食品類など製造工場を対象とする産業ＰＣ（プロダクト・ＰＣＯ）の二つに大別することができる。このうち、産業ＰＣの場合は、対象とする所が、高い社会的位置づけにあって、求められる基準が高い。

したがって、この条件を満たすためには、志を高く持つ必要があって、「実効ある総合環境管理」「軟包装工場における有害生物防除システム」あるいは「異物混入防止へのＨＡＣＣＰ活用」などと自社の方向性を明確に打ち出すレベルの高さにある。

一方、一般ＰＣでは、対象の多様性や業者の個性もあって、レベルの差が大きい。ただし、虫殺しには、薬剤や道具・器材が必要である。これを供給するメーカーが利用者に対して、有効かつ適切に器材の利用法に関する説明会や研究会などを開催している。この会は、情報交換の場であるとともに、技術向上の場として重要な役割を担った。人と技術もまた、ビルムシ・ラインにのって、数々の実績を全国にもたらし、多くの物語を生んだ。

研究会の代表的なものに「ナラマイシン研究会」がある。この会は、一九七五（昭和五〇）年にネズミに忌避性を持つ、ストレプトマイセス・グリセウス生産物のシクロヘキシミド（商品名：ナラマイシン）の有効利用を目的として発足したものである。同会は、ＰＣＯの研修の場のなかった時期で、ＰＣＯの技術向上に大きな役割を果たした。また、同会は、田辺製薬（株）が主催したもので、会誌として「美しい環境」を発行した。

会誌の第九号は、ゴキブリ防除特集であって、新しい製剤を定着させたのだった。なお、この会は、昭和六〇年当時に会員会社数が九〇に達した。このように、虫殺しには、そのための技術が必要で、メーカーや製薬会社が技術力の向上に少なからず貢献していたのだ。

3章　虫殺しのテクニック

まず敵を知る

虫殺し、そのおもな対象虫は、「ビルムシ（チャバネゴキブリ）」である。ビルムシ退治を成功させるためには、今日にいたるムシ事情をよく理解しておくことが大切である。

なぜならば、〝虫殺し〟という行為は、やみくもに虫を殺せばいいというものではないのだ。それなりのルールと掟（おきて）がある。そのことについて、若干の前置きをしておきたい。

今、人は殺すべき虫を「害虫」と呼称しているが、もともと虫が悪いのではなく、人間の側の言い分で、勝手にそのときの利害関係で判断しているにすぎない。

だから人は、問題虫を「害虫」と決めつけながら、時にその場の状況により、必ずしも、殺さないことがある。

人の判断基準は、ひどく曖昧なところがあって、かなり衝動的な行為と言うこともできる。それでも、人は、虫殺しを正当化し、徹底防除の覚悟を決めるため、次のような枠組みを用意した。

それは、経済活動の職業分野を冠して、農業害虫にはじまり、衛生害虫、食品害虫、家畜害虫、木材害虫あるいは園芸害虫などと名づけているのだ。

このような分け方をしたものだから、その運用に当たって、行政関係や関連法令がかかわって、かなり複雑なものにした。

以上を要約すると表1の通りである。

ここでいう衛生害虫とは、ハエ類、蚊類、ゴキブリ類、ノミ、シラミ、トコジラミ、ダニなどの吸血性のものにまで至る。

この虫達を退治するに当たっては、まず、管轄する官庁が厚生労働省なので、決まりのあることを知らされる。また、関連法令が、感染症予防法、ビル管法、食品衛生法、薬事法あるいは農薬取締法などがあって、対応の仕方の難しさを思い知らされる。

さらには、条例、通知・通達などがあって、この示すところを遵守しなければならないことまで加わってくる。

それだけではなく、虫殺し、虫退治をするには、もっと具体的なやり方の手順をしっかりする必要まである。

その手順を明確にし、正しく理解し、目的を達成するためには、次の知識が求められる。

表1　虫殺しにかかわる周辺事情

関係省庁	関連法令・規定	対象虫・場所など
厚生労働省	感染症予防法、薬事法 食品衛生法、ビル管法 労働安全衛生関連	ハエ、蚊、ゴキブリ等の 衛生害虫、食品害虫、殺虫剤 特定科学物質等の取扱
経済産業省	建築基準、化審法	シロアリ、不快虫
文部科学省	文化財保護法 学校教育関連法	学校、図書館、美術館 文化財、学校給食
環境省	大気汚染関係	薬剤、使用規制
農林水産省	農薬取締法 植物防疫関連	農業害虫、畜産害虫 残留農薬関係

（一）虫に関する基礎知識
（二）退治方法の種類とその理由の知識

以上であるが、このことについて、基本的に必要、最低限のことがらについて解説する。それは、昆虫という生きものとは、どんなものなのか。また、なぜ、こんな手順が必要なのかの理解に欠かせないからである。

虫に関する基礎知識

虫という生物の特徴からかいつまんで紹介する。まず、生活行動だが、「飛ぶ」ものと「這う（徘徊）」ものという、二つに大別される。

虫は、発育の過程で、外形態が著しく異なる状況があり、これを「変態」という。

虫の発育過程は、普通の場合、「卵」、「幼虫」、「蛹」、「成虫」の順序で、これを「完全変態」という。

虫の種類によっては、「卵」、「幼虫」まであるが、「蛹」の時期を欠いて「成虫」となるものもあり、これを「不完全変態」と称している。

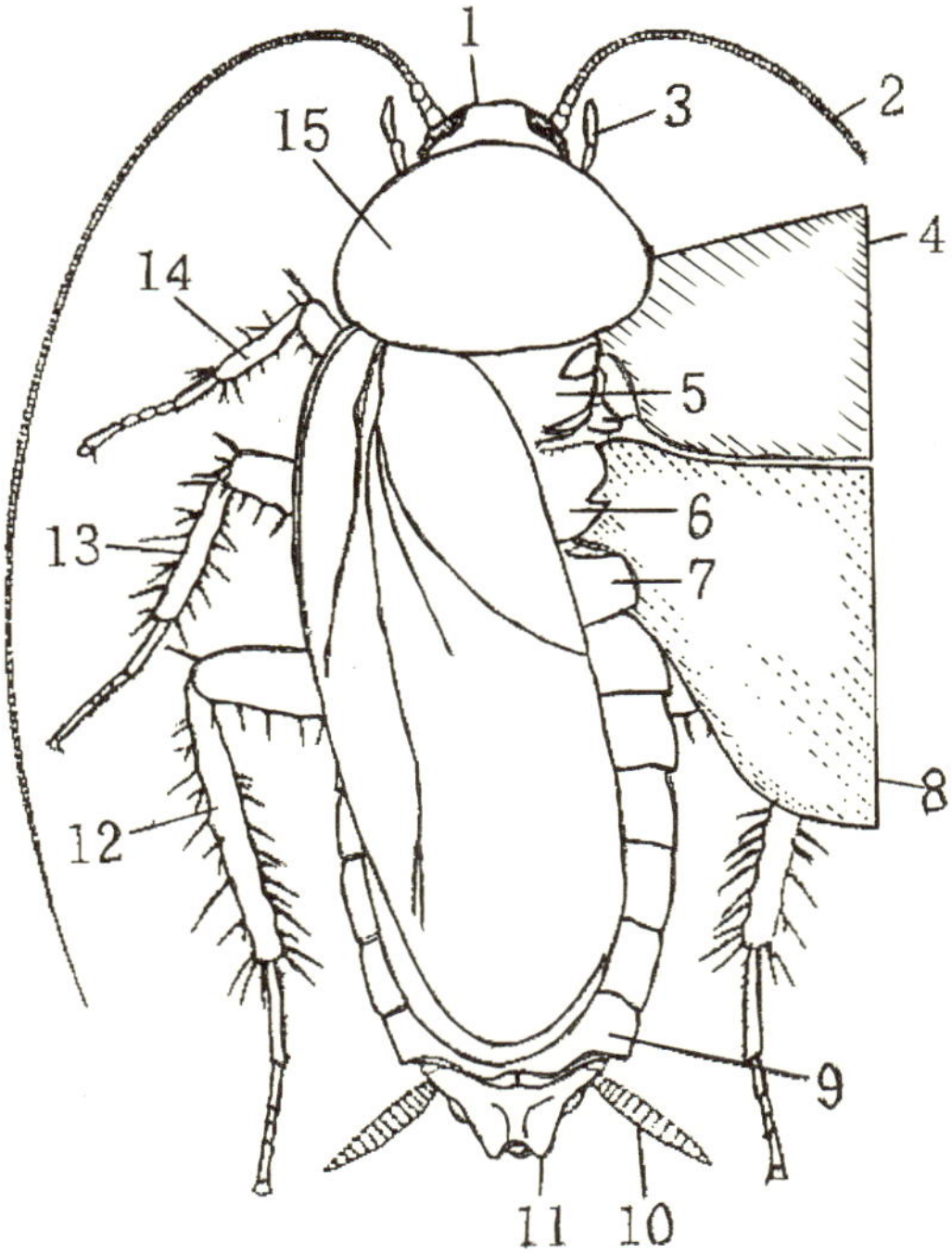

図１　ゴキブリの外部構造。頭部、胸部、脚部、腹部、翅で構成されている。なお、各部の名称は、1：頭部、2：触角、3：下唇肢、4：前翅、5：中胸背板、6：後胸背板、7：腹部第１背板、8：後翅、9：腹部第７背板、10：尾肢、11：腹部第10節背板、12：後脚、13：中脚、14：前脚、15：前胸背板などと称する。これらの名称を理解することは、混入異物の虫を特定していく過程を容易にし、状況説明などに欠かせない表現である。また、関連報告書を確実に理解するためにも必要なことである

幼虫の形状の比較

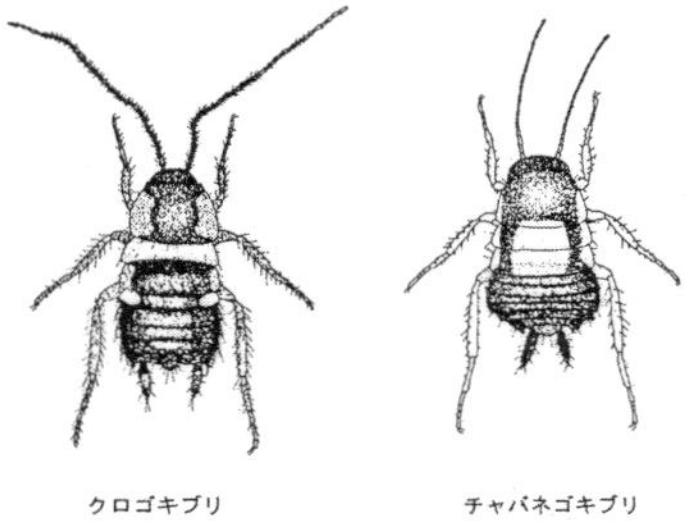

図２　クロゴキブリとチャバネゴキブリの幼虫の形状の比較

表２　特定建築物で気になる虫たち

建築物内――共同住宅、店舗・事務所
- ゴキブリ類
- ハエ類・・・イエバエ、キンバエ類、ウジチョウバエ類、コバエ
- 蚊類（チカイエカ）

建築物外――公園、街路樹、道路、水路
- 不快虫 ヤスデ、ダンゴムシ
- りん翅目
- ヤブカ類
- 植物寄生性昆虫（ダニ、アブラムシなど）

なお、幼虫期は、かなりの時期があって、そのあいだに成長を続けるが、次の段階に至る前に、「脱皮」という表皮を脱ぐ現象がある。

一回、脱皮すると齢が一つ進み、三〜四回の脱皮をする場合が多い。

虫の場合、温度や湿度など環境条件によって、発育速度（発育所要時間）や発生回数などが変わる。

また、虫には、出現時期が決まっているものもあって、これを「季節的消長」と称している。春から冬にかけて、その成虫の発生するピークがあり、年に一回のものから、数回にわたるものもある。

虫には、食物、餌に好みがあって、これを「食性」というが、植物を好むものを「食植性」といい、肉を好むものを「食肉性」と呼んでいる。

また、虫の種類によっては、新鮮なものよりも、腐敗がかった物を好むものがあって、これを「食腐性」と称している。

虫には、成虫の活動する場所と幼虫が育つ場所とがあって、虫殺しをどこでするかが考えどころである。

今、人の日常生活の場では、経済活動の進む中で、防除対象となるものが、微妙に変わりつつある。その概要を挙げると表2の通りである。

状況は、上記の通りだが、防除を必要とする種類やその可否、その手段などは、現場の問題性や発生量などで状況は大きく異なる。

早急な対応が求められるのは、飲食関連スペース、トイレ、洗面所周囲、雑芥類集積場所などに出没するゴキブリ類、ハエ類、チョウバエなどである。

これが、虫退治にとりかかるための「虫情報」である。色とりどりの虫がいて、いろんな場所で顔を出す、これが「虫」なのだ。

虫退治の方法

虫殺し、そのターゲットになる「虫」は、上述の通りであるが、では、どんな方法があるのかを紹介する。

虫退治のきっかけだが、それは大きく分けて二つある。その一つは、虫がいて気になる、あるいは被害にあったので行う。もう一つは、虫がいても気にならない数に、あるいは問題や被害の起こらない数や状況に保つためのものである。

また、退治の範囲にも、地域全体を視野に入れたものと、範囲を限定した個人レベルの二通りがある。前者を「公衆衛生」と称し、後者を「個人衛生」という。それは、被害や影響のレベルの違いでの線引きである。

では、今日の退治方法とその意図するところから、その内容を目的と方法で、要約すると次のようになる。

その目的は、大きく三つあって、その一つは、発生した虫を殺滅・駆除する。その二は、虫の発生を抑える。その三は被害の回避である。これをまとめると表3の通りである。

虫退治の方法は、基本的に次の四つの方法に分けられる。

(一) 化学的防除法
(二) 機械的・物理的防除法
(三) 生態的防除法
(四) 生物的防除法

以上の四つの方法で、それぞれに特徴があって、問題の状況によって使い分ける。虫退治は、この選択の適否が、期待する結果に大きく影響する。

なお、これらの方法の概要は、次の通りである。

表3　虫退治の目的とその方法の概略

目的	退治方法			
	化学的防除	機械的物理的防除	生態的防除	生物的防除
発生虫の殺虫	殺虫剤散布	捕殺点灯誘殺		
発生の抑制	不妊剤の利用		環境の改変 対虫性品種	天敵の 利用
被害回避	忌避剤の利用	遮断	時期の調節	

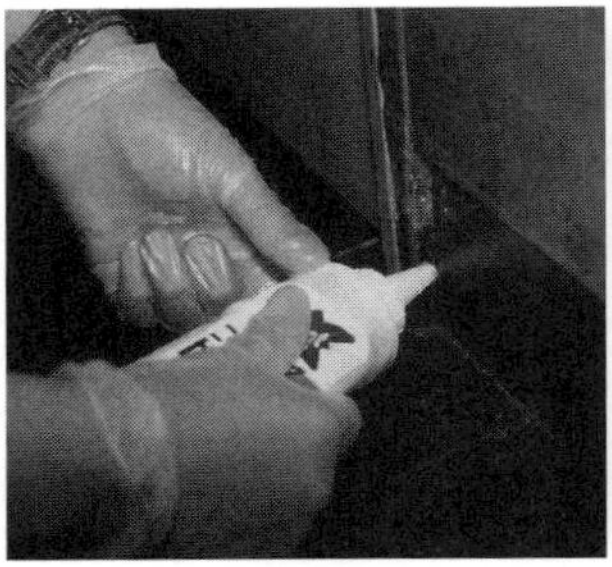

ゴキブリ浸入制御剤の
使用現場

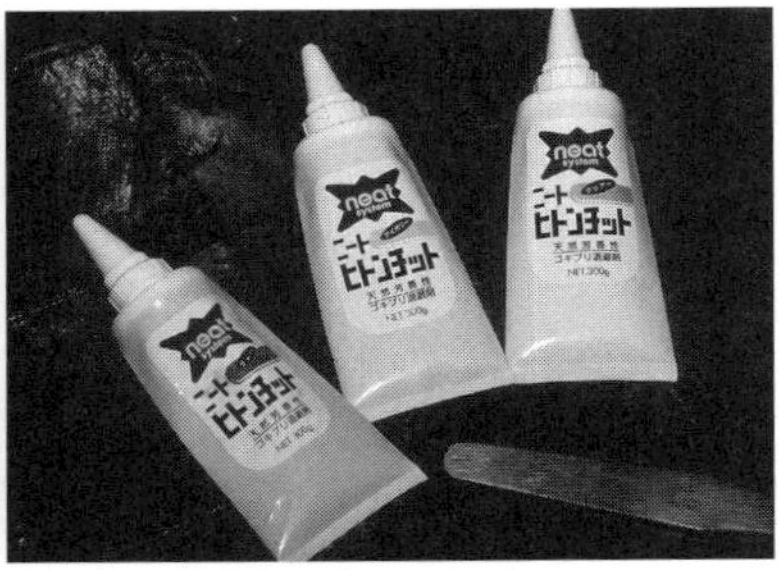

樹木精油成分を用いたゴキブリ
浸入制御剤

化学的防除法

主として化学的な生理活性物質である殺虫剤を用いる方法で、「薬剤防除」ともいう。効力の発現が迅速かつ適確なことで知られるが、適用場面も広いという特徴があり、広く用いられている方法である。

しかし近年、環境の化学的汚染が問題化していて、使用方法の工夫が求められている。

機械的・物理的防除法

機械や道具などを用い、物理的な力で虫を殺滅する方法である。一般的に、水、熱、光、電気、超音波などが用いられる。

ハエ叩き、ハエ取り紙、ハエ取り器、ゴキブリ取り器、ライトトラップなどがこれに当たる。

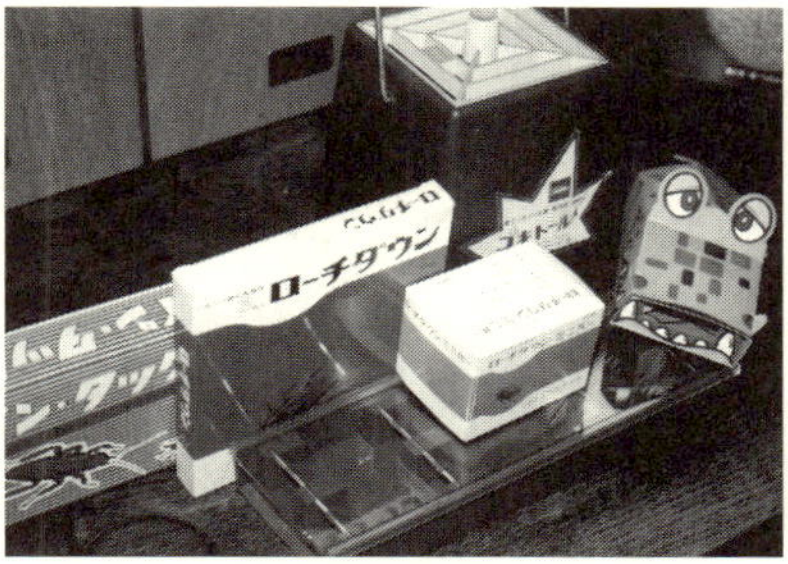

市販のゴキブリ捕獲器のいろいろ

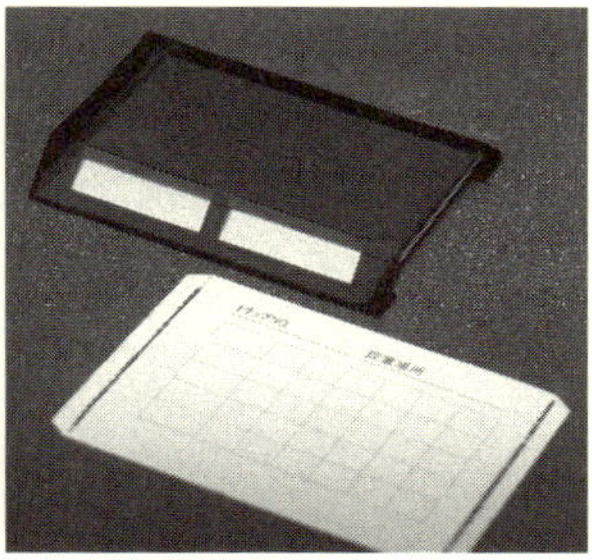

オープン様式のトラップ

虫の発生が局部的な場合や、活動が不活発な場合などに用いられる。害虫の根絶は困難であるが、捕獲した満足感は得られる。

生態的防除法

虫の生態を利用し、発生や被害を軽減する方法で、発生環境を改変させる環境整備なども、これに当たる。

基本的には、「発生源対策」で問題虫の産卵や発育場所の改変を行い、実害を抑制するものである。

蚊の産卵する水溜まりをなくしたり、身近な例としては、ハエ類の幼虫の生育場所である雑芥類の処理方法を変えるのも、これに当たる。

このようなこともあって、「環境的防除」と呼ぶこともある。

生物的防除法

虫が増える能力を、自然環境の中にある生物的な環境抵抗の因子として利用するものである。自然環境中の環境抵抗の生物的因子を「天敵」と表現する人もいる。これには、寄生虫、捕食性昆虫、寄生菌などがある。

今日では、寄生菌を利用した「微生物農薬」が実用化されている。

以上が、代表的な防除法の概略であるが、実際の虫退治は、このうちの一つの方法だけで虫退治をする場合もあれば、その他の方法を組み合わせて実施することがある。

なお、今日では、生活環境の変化や害虫の殺虫剤抵抗性問題、潜在的害虫の害虫化、残留農薬問題などがあって、害虫防除の方向の転換期を迎えている。

4章　殺虫剤のすべて

殺虫剤の普及の歴史

虫殺し、そのテクニックは、3章の通りであって、現状では問題はあるとしつつも、殺虫剤による化学的防除が重要な役割を担っている。また、この手法に取って代わる適切な手法は見当たらない。現段階では、殺虫剤を上手に利用し、快適な生活環境を持続させなければならない。そのために、改めて、殺虫剤を検証してみよう。

わが国で、殺虫剤が身近なものとなったのは、第二次世界大戦後のことである。また、世界的な流れの中でも、ほぼ同じである。

殺虫剤が、人類によって生産や生活の場で使用されるようになった歴史は、紀元前一〇〇〇年に遡る。

最初は、バイケイ草や硫黄を燻煙させて駆除を行ったとされている。その後、かなりの期間を経て、西暦九〇〇年代に至り、中国で「ひ石」が殺虫を目的に使われるようになった。

わが国では、寛文一〇年に、鯨油がウンカの駆除に用いられることに端を発し、除虫菊の活用、有機リン剤、有機塩素剤の時代を経て、今日の合成ピレスロイド時代を迎えることとなった。

このような、第一世代期の殺虫剤の発達、変遷の様子を要約すると表1の通りである。

その物質群は、殺虫力の強弱はあるが、無機物質、植物性物質、有機塩素、有機リン剤、カーバメート剤およびその他の一群である。

表1　第1世代期における殺虫剤の発達と変遷

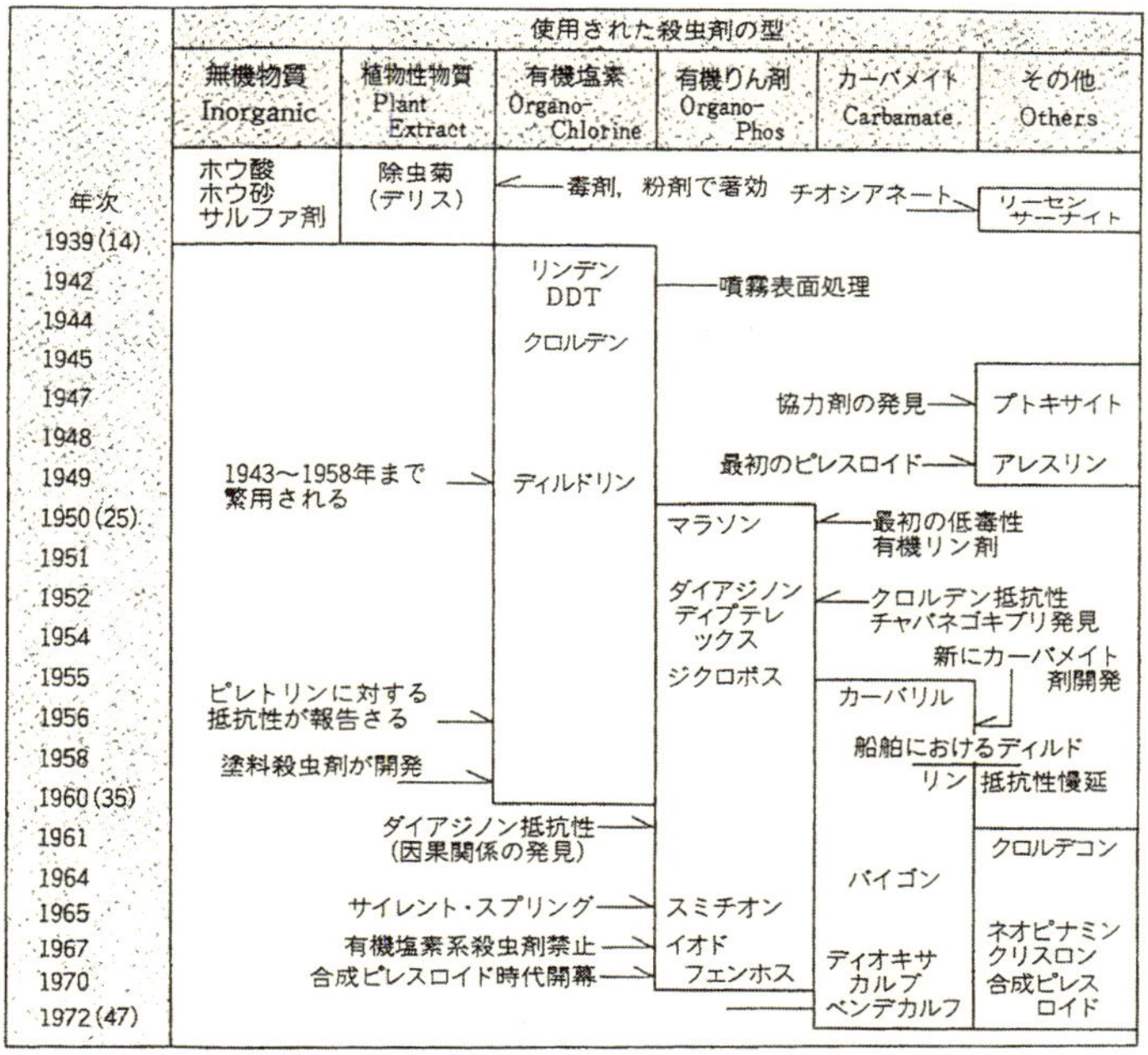
使用された殺虫剤の型
無機物質 Inorganic
植物性物質 Plant Extract
有機塩素 Organo-Chlorine
有機りん剤 Organo-Phos
カーバメイト Carbamate
その他 Others
年次
1939 (14)
1942
1944
1945
1947
1948
1949
1950 (25)
1951
1952
1954
1955
1956
1958
1960 (35)
1961
1964
1965
1967
1970
1972 (47)
ホウ酸
ホウ砂
サルファ剤
除虫菊
(デリス)
毒剤，粉剤で著効
チオシアネート
リーセン
サーナイト
リンデン
DDT
クロルデン
噴霧表面処理
協力剤の発見
ブトキサイト
最初のピレスロイド
アレスリン
1943〜1958年まで
繁用される
ディルドリン
マラソン
最初の低毒性
有機リン剤
ダイアジノン
ディプテレックス
ジクロボス
クロルデン抵抗性
チャバネゴキブリ発見
新にカーバメイト
剤開発
カーバリル
ピレトリンに対する
抵抗性が報告さる
船舶におけるディルドリン抵抗性慢延
塗料殺虫剤が開発
ダイアジノン抵抗性
(因果関係の発見)
クロルデコン
バイゴン
サイレント・スプリング
スミチオン
有機塩素系殺虫剤禁止
イオド
フェンホス
合成ピレスロイド時代開幕
ディオキサカルブ
ベンデカルフ
ネオピナミン
クリスロン
合成ピレスロイド

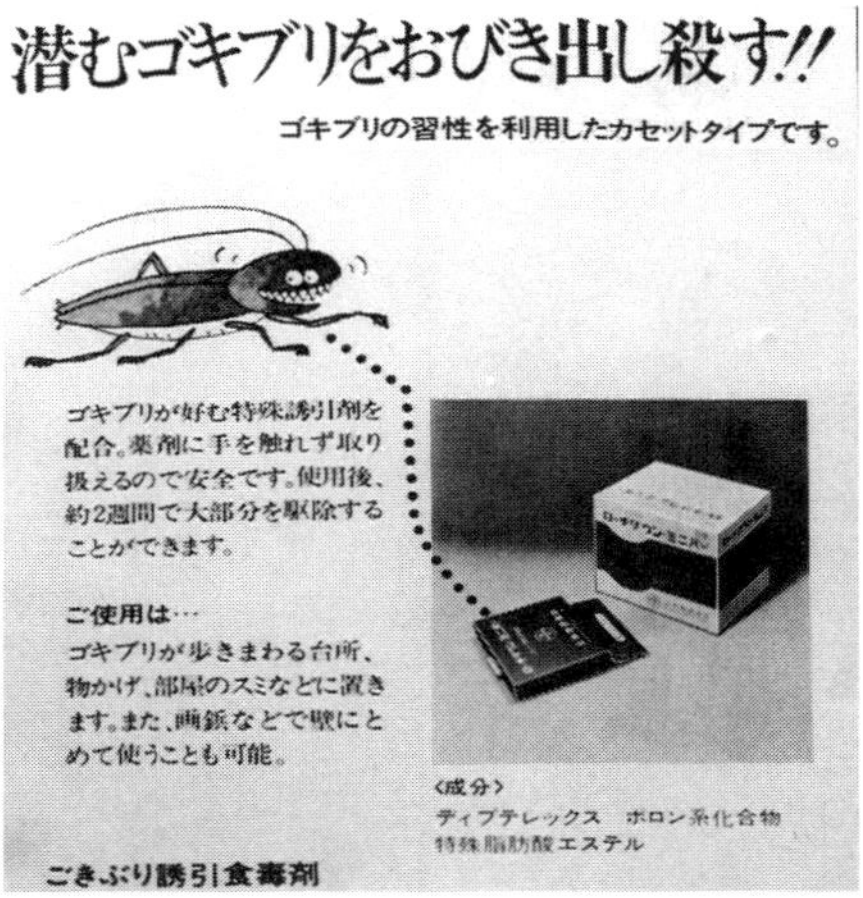

ディプテレックスを含んだゴキブリ用殺虫剤

殺虫剤の中で、もっとも画期的であったのは、一九三九年に登場したＤＤＴ(Dichloro Diphenyl Trichloroethane)、それに次ぐ、一九四二年に紹介されたＢＨＣ(benzen Hexachloride)である。また、その後、時代の要求に応え登場した、低毒性有機リン剤のマラソンも忘れ難い殺虫剤である。

その後、さまざまな研究から多くの殺虫剤が上市(じょうし)され、これらが、生産の場や公衆衛生の分野で、大きな役割を果たしたのは周知の通りである。

しかし、その役割が大きかった反面、環境への悪影響も少なからずあった。今日では、生活の場の化学的汚染防止が強く求められている。

悪影響への対策の一歩が、一九七一(昭和四六)年に、「有機塩素系殺虫剤の製造、輸入、販売及び使用の禁止」の二〇四通知の措置である。

これにより、新たな殺虫剤の開発、剤型の開発に止まらず、施用方法にまでわたり、新たな仕組みの構築が求められることとなった。

なお、殺虫剤の歴史の中で、わが国特有の殺虫剤、「防疫用殺虫剤」の存在を忘れてはいけない。これは、画期的な殺虫剤であった「リンデン(γ－ＢＨＣ)」の普及に関連するものである。

リンデンは、正式に上市されたのは、昭和二六年であるが、実際には昭和二四年に、一部で流通していた。

リンデンは、わが国で戦後、最初に製造された殺虫剤であるが、以上のような不透明な背景があった。

国は、殺虫剤がどこで製造されたものであっても、安心して使用することができるように、製造許可基準を整備し、昭和三〇年四月一四日付、薬発第一二三号で殺虫剤許可基準通知を行い、施行した。

また、これに基づき、安心して使うことのできる殺虫剤を製造するためのガイドライン、「殺虫剤指針」が昭和三五年に制定され、今日に至る。

昭和三〇年代の防疫殺虫剤は、五パーセントＤＤＴ油剤、一〇パーセントＤＤＴ粉剤、三〇パーセントＤＤＴ乳剤、五〇パーセントＤＤＴ水和剤、〇・五パーセントγ－ＢＨＣ油剤、一パーセントγ－ＢＨＣ粉剤、一〇パーセントγ－ＢＨＣ乳剤、一〇パーセントγ－ＢＨＣ水和

表２　殺虫剤の製造の基準となった殺虫剤指針の沿革

年（版）	殺虫剤収載状況
昭和 35 年（初版） （薬発第 266 号、昭和 35.6.1）	製剤は、ジョチュウギクエキス乳剤以外全て塩素 原体　4 品目 製剤 10 品目 計 14 品目収載
昭和 37 年（第 1 回改正）	有機リン系殺虫剤 9 品目とデイルドリン製剤 3 品目新規収載 原体　4 品目 製剤 22 品目 計 26 品目収載
昭和 38 年（第 2 回改正） （薬発第 531 号、昭和 38.10.10）	原体（クロルデン、ディプテレックス）2 品目及び クロルデン製剤 3 品目、ディプテレックス製剤 3 品目、 塩素条同志の混合製剤 2 品目、塩素系・有機リン系 混合製剤 13 品目を新規収載 原体　6 品目 製剤 42 品目 計 48 品目収載
昭和 40 年（第 3 回改正） （薬発第 646 号、昭和 40.8.16）	有機リン系殺虫剤 15 品目新規収載 原体 10 品目 製剤 53 品目 計 63 品目収載
昭和 53 年（第 4 回改正） （薬発第 943 号、昭和 53.8.1）	塩素系殺虫剤 15 品目消除、有機リン系及びピレスロイド 系殺虫剤 29 品目を新規収載 原体 19 品目 製剤 41 品目 計 60 品目収載
平成 2 年（第 5 回改正） （薬発第 308 号、平成 2.3.26）	旧有機リン系ピレスロイド系殺虫剤 21 品目消除、28 品目 （有機リン系及びピレスロイド系の他に、昆虫成長抑制剤 メトプレン、ジフルベンズロンも含む）新規収載 原体 26 品目 製剤 41 品目 計 67 品目収載

剤および三〇倍用除虫菊乳剤であった。

いずれも、歴史を感じさせる殺虫剤であって、これを知る人はほとんどいなくなった。これらは、伝染病予防法に基づく、「そ族昆虫駆除事業」の中で活躍した殺虫剤である。この殺虫剤の品質確保は、殺虫剤指針に負うところが大きい。

殺虫剤の指針は、その時代の殺虫剤の動向を示すものである。殺虫剤の経緯、その時代の衛生事情をうかがうには、その沿革を知ることが欠かせない。整理すると表2の通りである。

表2を見ると、殺虫剤の品目は年を追うごとに増え続けているが、需要の増大なのか、嗜好の多様化なのか、考えさせられる。

昭和三五年ころは、収載品目が一四品目であったのが、その五年後の昭和四〇年には、六三品目と急増した。

年々、環境整備は進み、ベクターとなる「虫」は減っているにもかかわらず、なぜに殺虫剤の品目は増えるのか、である。

また、不思議なのは、有機塩素系殺虫剤が品目から消除され、激減するかと思ったが、新たなものが二九品目も増えたことだ。もっと不思議なのは、昭和六〇年に、伝染病予防法の一部改正で、「そ族昆虫駆除吏員（りいん）の必置」がなくなるのにもかかわらず、薬だけが減らないことだ。

ただ、殺虫剤の変遷途上の問題点は、経済の高度成長に伴う産業構造の変化が、殺虫剤の使用場面を大きく変えたことだ。大型化された「廃棄物処理場」や「鶏畜舎」などが、ハエ類の異

表3　東京における虫事情の変遷

昭和21年	コロモジラミが流行する。
	発疹チフス患者、9864名発生。
昭和22年	アタマジラミがまん延する。
	マラリア患者 約780名発生する。
昭和23年	コガタアカイエカによる日本脳炎患者1934名発生する。
昭和24年	ヒトノミ、ナンキンムシの常在。
	ドブネズミが臨海部に多発する。
昭和25年	ハエと蚊が多発する。
	DDTの散布量15万7000ガロン
	除虫菊乳剤の散布量4万ガロン
昭和26年	伝染病予防法に基づき東京都は衛生班250班を編制する。
	補そ(ネズミ取り)コンクールを開催する。
昭和27年	七島熱(ツツガムシ病)が発見される。
昭和30年	ドクガが大発生する。
昭和35年頃	クロゴキブリの繁殖が目立つ。
昭和40年	東京湾内「夢の島」でイエバエが大発生する。
	東京湾内「夢の島」でドブネズミが大発生する。
昭和40年頃	ビル街でチカイエカの発生が話題となる。
昭和43年	団地でコナダニ騒動となる。
昭和44年頃	ビル街でチョウバエの発生が目立つ。
昭和45年頃	都内の河川でユスリカが異常発生する。
昭和50年頃	クマネズミの繁殖が目立つ。
昭和51年頃	アタマジラミがまん延する。
昭和53年頃	ツメダニ騒動となる。
昭和54年頃	ヒゼンダニ(カイセン症)が流行する。
昭和55年頃	ヒョウヒダニと小児ぜん息の関連が指摘される。
昭和57年	腎症候性出血熱のウィルス抗体を保有するネズミが捕獲される。
昭和59年	多摩地区で第1号のツツガムシ病患者が発生する。
平成元年	東京湾沿岸でイエバエの飛来が問題となる。
平成23年	東京都内の宿泊施設でトコジラミが問題化する。

常多発性をもたらせ、殺虫剤の多量散布、頻回散布を助長したなどである。

殺虫剤の使用、普及の歴史は、要約すると以上の通りである。その背景にある虫事情を東京の例で見ると表3の通りである。昭和二一年の「コロモジラミの流行」は、戦後を代表する虫事情である。

いま、平成二三年に東京都内で「トコジラミ（ナンキンムシ）」が問題化している。この遠因は、殺虫剤を嫌い、使用しなくなったからだという。

また、大害虫とは言わないまでも、「ハエ」の多発生の繰り返しである。このハエは、人間由来の虫で、注意力を欠くと発生する。

殺虫剤の役割

殺虫剤は、虫殺しを支える大切な武器である。虫退治の手法の一つ、化学的防除法は、殺虫剤なくしては成り立たない。

では、この殺虫剤には、どんな性質が必要なのか、その具備すべき必須条件は何か、それを整理すると次の通りである。

・殺虫力が強い

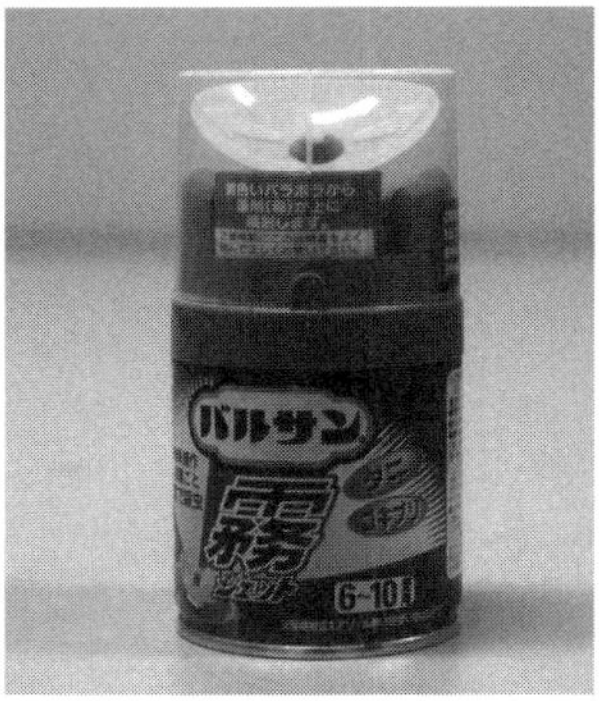

霧状の薬が噴出する「バルサン霧ジェット」

・優れた即効性
・残効性が高い
・安定性に富み、経時変化が少ない
・人畜に対して低毒性で安全性が高い
・異臭や刺激がなく、器物を汚損しない
・安価
・環境への化学的汚損が少ない

よい殺虫剤としては、以上の条件を満足させる必要がある。殺虫剤の役割は、虫による人に対する直接的、間接的被害を迅速に阻止することだからである。ここでは、生活の場の殺虫剤が主役であって、分類的にこれを「家庭用殺虫剤」と位置づけている。

家庭用殺虫剤は、製造に際して、薬事法の規制を受け、その取り扱いは、安全性の程度によって、医薬品と医薬部外品に類別されている。

このような、家庭用殺虫剤が具備すべき条件は、次の通りである。

・安全性が高いこと

・取り扱いが簡便で清潔感も高いこと
・主成分の濃度は目的害虫を殺滅するために最低必要濃度とし、不要な高濃度ではないこと
・製品形態は、小型で内容量も少量であること
・効果は即効的で残留性の少ないこと
・誤飲誤食に対する考慮が十分なされていること

以上、六つの要求を満たす必要がある。家庭用殺虫剤は、使用者の層が広く、そのほとんどの人が、殺虫剤に対する十分な理解がない。したがって、取り扱いが簡便で安全性の高いことが、もっとも重要な条件である。

殺虫剤の役割は、目的とする効果を遺憾なく発揮することと、安全にそれを適えることなのである。

では、一般の人たちは、この条件を満足させたものとして、どんなものをイメージするだろうか。現状から考えると「エアゾール殺虫剤」は、多くの人が思いつく姿であろう。

ハエ、蚊、ゴキブリに困った人は、薬局・店舗で「エアゾール」を買い求め、そのキャップを外し、虫に向けてボタンを押す。すると、霧状の薬が噴出し、虫にかかり、虫が直ちに悶死する。これで一件落着なのである。

エアゾール殺虫は、最終的な形状であって、詳細に見ると、主成分、補助剤、容器、包装か

ら成り立っている。
次に、殺虫剤を有効、適切に使用するために、成り立ちを紹介する。

殺虫剤の種類と性状

殺虫剤の分類の仕方は、前述の通りであるが、もっとも簡単なものは、毒力を発現する経路によるもので、口から入る「経口」、皮膚に接している「経皮」、鼻孔を通って入る「吸入」(経氣門)の三つである。

なお、これをそれぞれ食毒剤、接触剤、呼吸毒剤などとも呼んでいる。しかし、殺虫剤を化学的物質として理解するには、化学的性状によって分類するのが便利である。

【化学的性状による分類】

殺虫剤を化学的性状によって分類すると次のように類別することができる。

・有機塩素系殺虫剤(昭和四六年に製造、輸入、販売、使用が禁止されていた)
・有機リン系殺虫剤
・ピレスロイド系殺虫剤

・カルバメート系殺虫剤
・昆虫成長阻害剤（ＩＧＲ剤）
・天然殺虫剤

以上であるが、今日、広く使用されているのは、ピレストロイド系殺虫剤と有機リン系殺虫剤である。

【剤型による分類】

殺虫剤は、そのほとんどが、有効成分の原体を何らかの形態に加工、製剤化したものである。その剤型は、大きく分けると固型製剤、液性製剤及び特殊製剤である。その内容は、おおむね次の通りである。

・固形製剤：粉剤、粒剤、顆粒剤、微粒剤、水和剤など
・液性製剤：油剤、乳剤、可溶化剤、懸濁剤など
・特殊製剤：蚊取り線香、エアゾール剤、燻製剤、樹脂蒸散剤など

以上であるが、参考までにその主要製剤の組成を示すと次の通りである。

［粉剤］

- 有効成分……〇・五パーセントから二パーセント
- 増量剤……クレー類（ピロフィライト系、カオリナイト系）、タルク
- 補助剤……
  - 滑択剤……ステリアリン酸塩、パラフィン
  - 安定剤
  - 香料

このような組成であって、増量剤の粉末度も定められている。

［油剤］

油剤
- 有効成分……〇・〇五〜一・五パーセント
- 溶媒補助剤……灯油（蒸留温度が一五〇〜二五〇℃、C_8〜C_{18}）

注意事項として、溶媒、補助剤または香料などは、効力に支障をきたすものであってはならないとある。

［乳剤］

乳剤
- 有効成分……
  - 五パーセント～一〇パーセント
  - 二〇～五〇パーセント
- 溶剤……
  - 炭化水素系、塩素化炭化水素系、アルコール類、
  - ケトン類、エーテル類、エステル類、アミド類
- 補助剤……乳化剤、親水性原子団（アニオン、ノニオン界面活性剤）、安定剤

［エアゾール剤］

エアゾール
- 有効成分……〇・三パーセント～一・五パーセント
- 溶剤……デオベース、ケロシン、脱臭ケロシン＋補助溶剤
- 補助剤……脱臭剤、刺激緩和剤、安定剤、噴射剤（フロン、塩ビモノマー、ＬＰＧ）

このエアゾール剤は、家庭用殺虫剤の代表的なもので、一般家庭で広く使用されている。

以上が殺虫剤の剤型による分類で、これが市場に流通し、一般消費者が手にするものである。

【主要な殺虫剤原体の種類】

殺虫剤の分類の仕方は以上の通りであるが、通常は、その個々の物質名で表現される。その物質名は、一般に有効成分あるいは「原体」と称されている。原体、有効成分の主要なものを整理すると表4の通りである。

表4の商品名でいう、一番上のネキシオンからジブロムまでは、有機リン系殺虫剤に属するものである。また、除虫菊エキスからレナトップまでは、ピレストロイド系殺虫剤に属するもので、最後のバイゴンは、カルバメート系殺虫剤に属するものである。

殺虫剤の市販製品は、これらの原体を対象とする虫の種類やそれに対する期待する効果、使いやすさなども考慮して製剤化される。

製剤化に当たっては、虫に対する有効性を優先するのは当然であるが、人畜に対する安全性にも配慮されているのは前述の通りである

安全性の目安は、その物質の毒性であるが、最初に注目するのは、「急性毒性」で、そのＬＤ－50（mg／kg）値の高低である。ＬＤ－50値の数値が大きいほど、毒性は低い。

原体の毒性は、有機リン系殺虫剤に比較した場合、ピレスロイド系殺虫剤のほうが低い傾向が見られる。ただし、この毒性の高低が、この原体の良否を示すものではない。あくまでも、製剤化への情報の一つにすぎない。ここに示した原体が、主要なもので、これらを用いた殺虫製剤が上市されている。

表4　現在使用されている主要な殺虫剤の種類と毒性

一般名（mg/m3）	商品名	急性経口毒性（mg/kg）		急性経皮毒性		急性吸入毒性（mg/kg）
		マウス	ラット	マウス	ラット	マウス
bromofos	ネキシオン	6700	4800	>45000	>45000	30000
chlorpyrifos-methyl	ザーテル	2032	3597	2856	3713	（推定）
dichlorvos	DDVP	70	110	200	75	650
diazinon	ダイアジノン	156	285	209	454	630
fenthion	バイテックス	273	509	2000	>2000	1800
fenitrothion	スミチオン	780	330	2776	890	7200
prothiofos	トヨチオン	960	1750	1600	4100	>4780
propetamphos	サフロチン	62.4	94.2	206	564	3330
pyridaphenthion	オフナック	427	1410～1500		5000	>2000
temefos	アベイト	1493	1361	1776	1734	
trichlorfon	ディプテレックス	610	890	1710	3600～5000	
naled	ジブロム	180	250	600	800	780
pyrethrins	防虫菊エキス		260～900		1350～5000	
allethrin	ピナミン	410～680	685～1100	>2500	>2500	>2000
dl,-d-T80-allethrin	ピナミンフォルテ	440～730	310～1320	>2500	>2500	>2000
d,d-T-allethrin	エキスリン、エスビオル	250～285	1430～2600	>2500	>5000	1550～1650
furamethrin	ピナミン-D	5000～5900	>10000	>5000	5000	>2000
phthalthrin	ネオピナミン	1010～5200	>4600	>15000		>23000
pemethrin	エクスミン	540～650	430～470	>2500	>2500	>685
phenothrin	スミスリン	>10000	>10000	>5000	>10000	>1180
resmethrin	クリスロン	>5000	>2500	>5000	>3000	>172
d-T80-resmehrin	クリスロンフォルテ	435～460	450～680	>2500	>10000	>1560
empenthrin	ペーパースリン	2940	1680～2280	>5000	>5000	
etofenprox	レナトップ	>107200	>42800	>2140	>5900	
propoxur	バイゴン	41	70～130	>1360	5000	470

殺虫剤と称するものは、おおよそ以上の通りであるが、個々の特徴は順を追って、各論の中で紹介する。

殺虫剤に期待する効果

殺虫剤に「期待する効果」は、殺虫剤を語るうえで極めて重要なところである。人とは、まったく身勝手なもので、〝よく効き、安全なもの〟を求める。これは、本来まったく相反するものなのだ。ここでは、殺虫剤が〝効く〟ということを紹介する。

殺虫剤がどのようなものなのかは前述の通りで、おおよその姿が見えてきたところである。殺虫剤が具備するべき条件は、「殺虫剤の役割」の中で明確にしたが、ここでは殺虫剤を使用する側の求めている考え方について述べたい。

殺虫剤に何が必要なのか

普通、殺虫剤を使用するのは虫による何らかの問題に直面し、その問題解決を迫られている状況下である。そのようなときに、殺虫剤に求めるのは、殺虫剤が効く、ということである。「効く」「効かない」の評価の基準となるのは、対象虫を殺す力の強弱や、その効き目の現れる時間の遅速、あるいはどのくらいの期間、その「力価」を持続するかの数値である。

殺虫力を評価する判断基準は、一般的に致死力、速効性、残効性などを目安とする。確かめる方法・手順・評価の判断基準となる単位などを要約すると表5の通りである。評価・試験に使用する虫は、本当はその目的とする種類で行うべきであるが、代替虫で類推する場合もある。

一般的には、ハエ、蚊、ゴキブリ、ダニなどが用いられる。また、試験に使用する虫は、対象虫の全ステージ、完全変態虫と不完全変態虫とでは若干違うが、卵、幼虫、蛹、成虫のそれぞれで確認すべきことである。

では、殺虫剤の効力の判断基準の指標としている、致死力、速効性および残効性とはどのようなことなのか解説していこう。

致死力

致死力とは、対象とする虫に加害活動をさせないために完全に殺す「力価」をいう。それも、可能な限り、少ない薬量で力を発揮することを求めている。

力価を調べる方法としては、薬剤が確かに、しかも定量が虫の体に付着させることのできる手段がとられる。

どのくらいの薬量が付着あるいは体内に摂り込まれると虫が死ぬかを知る手段としては、局所施用法、浸漬法、注入法、接触法などがある。

その代表的なものを紹介すると次の通りである（表5）。

局所施用法

所定濃度に調整された一定量の薬液を特殊な注射器で虫の体に付着させ、一定時間後に虫の死亡する数を観察する方法。

イエバエなどでは、成虫の胸部背板部に〇・五マイクロリットルを付着させ、二四時間後に死亡状況を観察し、その状況から毒量を知る、というものである。なぜ、薬

表5　殺虫剤の効力とその判断基準

指標	評価方法	評価の単位	目的
致死力	局所施用法 浸漬法 注入法 接触法	LD-50 値（μ g/ 雌） LC-50 値（ppm） ED-50 値（μ g/ 雌 1 頭）	量
速効性 *	噴霧降下法（長尺法） 0.5m³ 箱型法 短時間接触法（薬液浸漬、処理面接触）	KT-50 値（分 / 単位薬量）	時間
残効性 **	経時処理面接触法（ベニヤ板、ろ紙面） 経時処理液浸漬法（液系、土じょう系）	ppm、KT-50 値	省力化

* 作業性と処理効果に関係する
** 次期作業及び途中での持ち込み虫に対する効果

剤を胸部背板に付着させるかというと、ハエがこの部分を口で舐めたり、脚で擦るなどして、別の経路で薬が体内に摂り込まれないようにするためである。

このようにして、計測された値が「LD－50値（μg）」と称され、一般的に雌一匹当たりの量が分かる。このLD－50値が小さいほど、殺虫力が強いことになる。

ほかの方法も、薬量を知るもので、浸漬法は、虫を所定濃度に調整した薬液に、直接的に漬けるもの。

注入法は虫の口器などから直接的に入れるもの。接触法は、薬剤を塗布した面に虫を歩かせ、脚などから体内に取り込まれる場合の効力を知るものである。

以上であるが、局所施用法で実測された結果からは、イエバエではクリスロンが、〇・〇一八～〇・〇二四マイクログラム／♀という値で、ほかの薬剤よりも少量で有効なことが分かった。同様に、チャバネゴキブリの場合、バイテックスが、〇・〇三マイクログラム／♀というもので、ほかの薬剤よりも有効であることが分かった。

速効性

殺虫剤の持つ効力で求められているのは、殺す力も必要であるが、効力の発現の速さも大切な条件である。

特に家庭用殺虫剤は、〝効きめ〟の速さは不可欠である。ハエなど室内を飛翔するものに、直接噴霧した場合、できるだけ短時間に飛翔行動を失わせることが求められている。

速効性とは、できるだけ短時間に、虫の行動を制御させる力のことである。その単位は、飛ぶ虫が落下し仰転（ぎょうてん）するのに要する時間（分）で評価する。

速効性を調べる方法としては、薬剤を所定の濃度に調整した液剤を定量噴霧器で、虫に直接噴霧し、被毒から飛翔力を失うまでの時間を計る方法が用いられている。

手段は二つ、噴霧降下法と、〇・五平方メートル箱型法という実験方法がある。これは、薬液を噴霧空間を実際の家屋の何分の一かの大きさに作り、この中に虫を入れておき、薬液を定量噴霧するものである。

評価の目安は、ノックダウン（致落下仰転）の所要時間で、ＫＴ－五〇（分／単位薬量）値を基準とする。

速効性について、〇・二パーセントのエアゾール製剤で、〇・五平方メートル箱型法により実験した結果を紹介すると表６の通りである。

イエバエに対する速効性は、フタルスリンのＫＴ－五〇値が一分二二秒という値で、ほかの製剤よりも数値が小さく、速効性が高いと言える。

このように、飛翔能力や活動力を短時間で失わせる力を「速効性」という。早く飛べなくなることは、それだけ加害時間を少なくすることになる。

しかし、ＫＴ－五〇値の五秒や三〇秒の違いが、実際の使用場面で、使用感に違いがあるのだろうか。不思議だ。

残効性

殺虫剤の残効性とは、速効性とは異なり、目的の場所に、それを処理してから当初の力価、効力が低下することなく持続する状況をいうものである。

虫には、虫が好んで集まったり、潜伏する場所に共通性があって、このような場所を「発生源」と称している。

このような場所では、最初のグループを退治しても、その後、別の新たなグループがやってくる場合が多い。

こんな場所や虫に対しては、残効性の高い殺虫剤が必要となる。

表6　数種ピレスロイドエアゾール剤の殺虫効果について

（0.2% エアゾール剤）

供試薬剤	* イエバエ（♀）		** アカイエカ（♀）		*** チャバネゴキブリ（♂）	
	KT-50	致死率	KT-50	致死率	（24）致死率	（48）致死率
キクスリン	2′58″	97.5	4′42″	100.0	27.8	42.2
プロスリン	2.22	100.0	2.06	100.0	15.6	18.9
クリスロン	3.11	98.3	4.42	100.0	100.0	100.0
フタルスリン	1.22	90.0	1.28	100.0	100.0	21.1
ピレトリン	1.52	80.0	1.29	100.0	90.0	19.1
アレスリン	2.39	85.8	2.12	100.0	50.0	63.3

注）$0.5m^3$ 箱型法（24 時間後の致死率）
*2 秒噴射（n=120）**2 秒噴射（n=90 ～ 120）***5 秒噴射 60 分被毒（n=90）

問題場所に、最初に散布した殺虫剤の力価が低下することなく長く続けば、そのあいだ、新たな作業をする必要がなくなる。きわめて経済的である。しかし、長期にわたって効力を維持するのは、よい面もあるが、残留による環境汚染につながることもある。

残効性の評価の方法には、経時処理面接触法（ベニヤ板接触法）という方法がある。これは、ベニヤ板面に所定の薬剤を定量的に処理し、それを定めた間隔で試験をする方法である。

残効性が必要なのは、特にゴキブリ用殺虫剤に期待される。この実験例を紹介すると表7の通りである。

方法の詳細は、ベニヤ板に所定薬量を塗布後、室温で七日間、三〇日間、六〇日間などと放置し、これを実験日当日に塗布したものを、同時に実験し、その効果を比較するものである。

ワモンゴキブリに対するバイゴンの効果を、薬量が二グラム／平方メートル処理面で見ると、直後面、七日後面、三〇日面では、ＫＴ－五〇値が、二八分、二九分あるいは四八分とそれほど大きな違いが見られず、残効性の高いことがうかがえる。

結果の意味するところは、処理後三〇日経過した面であっても、虫が新たに迷入したかあるいは持ち込まれたにしても、当初と同じ効力が得られるということである。このような残効性は、じんわりと効き目を実感させる。

ゴキブリが問題になる場所であっても、一か月に一回もしくは、二か月に一回の薬剤散布で効果が期待できることを意味するものだ（害虫駆除業者にとっては、ありがたいことなのだ）。

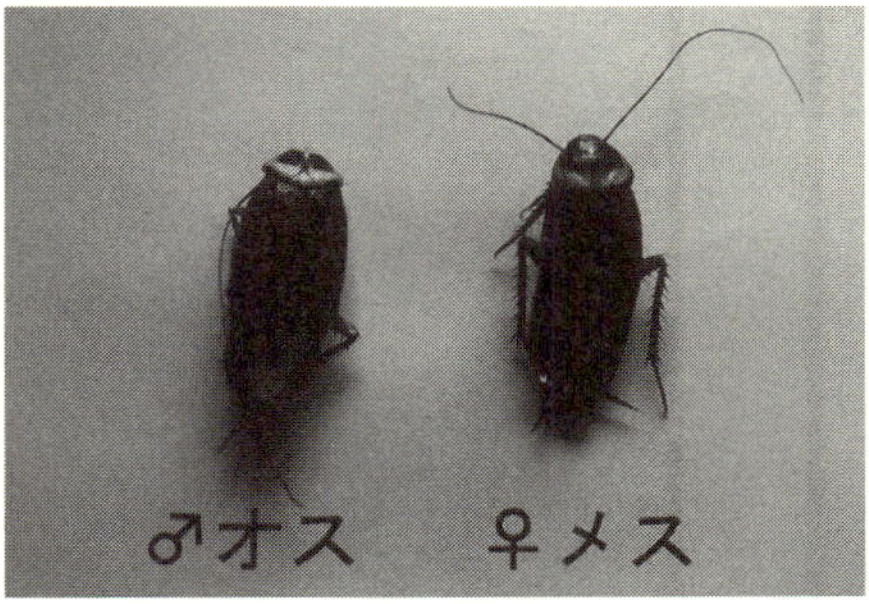

ワモンゴキブリ

表7　バイゴンのベニヤ板接触法によるゴキブリに対する残効性について（林）

供試虫	供試薬剤	薬量 (g/m3)	残渣面と殺虫力（KT-50）				
			直後	7日	30日	60日	90日
ワモンゴキブリ	Baygon	2	28′	29′	48′	100	*60
		1	*100	28′	61′	94′	-
		0.5	*100	63′	99′	-	-
	Malathion	1	*6.7	*26.7	*6.7	-	-
	Fenitrothion	2	*21.7	*13.3	*13.3	*26.7	-
チャバネゴキブリ	Baygon	2	22′	18′	27′	67′	*23.3
		1	20′	25′	40′	*3.3	-
		0.5	13′	67′	-	-	-
	Malathion	1	*20.0	*13.3	*23.3	*23.3	-
	Fenitrothion	2	*100.0	67′	86′	91′	-

*120分後の致死率を示す。

殺虫剤に求められている「効く」ということは、以上の内容を満たしていることなのである。ただし、現在、市場で販売されている製品は、どれも同等に効果があるので、どれもよいと言える。

効かせるための使い方

殺虫剤が、その「力価」を発揮させるのに必要なのは「使い方」である。

殺虫剤を使う人には、ごく普通の一般消費者と害虫駆除を業としている専門業者のふた通りがある。両者のあいだには、殺虫剤使用上の基本的なことに違いはないが、薬剤選択の自由度に若干の違いがある。

殺虫剤の使用法は、「施用方法」とも称され、手法により各々に呼称がある。具体的な手法を一般消費者の目線で、現状を紹介するとおおむね次の通りである。

（一）室内全域処理作戦

発生源が特定できないので、部屋を丸ごと処理する方法

（二）無手捕獲作戦

虫を手で直接捕らえるのに抵抗感があるので、特殊な〝泡〟で捕獲する方法

（三）置くだけ作戦

出没箇所に毒餌を置いておき、忘れた頃に効き目の見える置き去り法

（四）直撃噴射作戦

強力な噴射力のあるエアゾールで直撃する方法。「直接処理」とも称する方法

（五）パウダー散布作戦

問題虫の通り道や潜伏場所に粉剤を撒き、外回りを管理して進入を阻止する方法

（六）ウジ殺し作戦

ちょっとした不廃物から発生する蛆（うじ）を殺す方法。「発生源対策」ともいう手法

（七）嫌なムシ退治作戦

部屋の外周、家屋の外回りに撒くことで進入防止をする方法

以上が、殺虫剤の使われ方で、それぞれの状況に合う製剤を選んで実施される。殺虫剤の使い方は、製剤の選び方が大事なところだ。

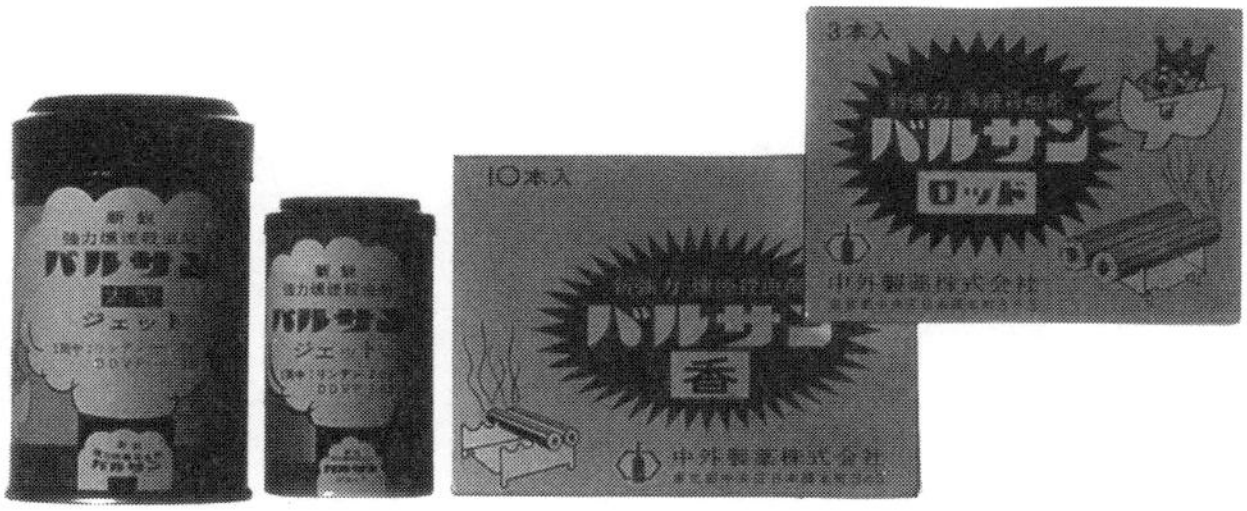

戦後、最初に登場したくん煙剤。なんとも家庭らしさのある「バルサン香」、「バルサン ロッド」など

生活の場の殺虫製剤

殺虫剤の効果を発揮させるための使い方は前述の通りであるが、それには、使用する製剤の種類も大きくかかわっている。

ここで、わが国における一般家庭で広く使われてきた、主要な殺虫剤を時代ごとに整理すると表8の通りである。表8からは、生活の場の変遷が、使用製剤に大きく影響している様子がうかがえる。初期の頃には、エアゾールやジェットで代表されるごとく、強力で迅速な効果が期待されていた。

時代の変遷にともない、生活の場の快適さが増すにつれて、〝ハーブの虫除け〟などのように、安心・優しさを求める方向へ進んだ。このような傾向は、一般消費者の虫への関心の移り変わりを物語るものである。

剤型の時代的な変遷を具体的に列挙するとおおむね次の通りである。

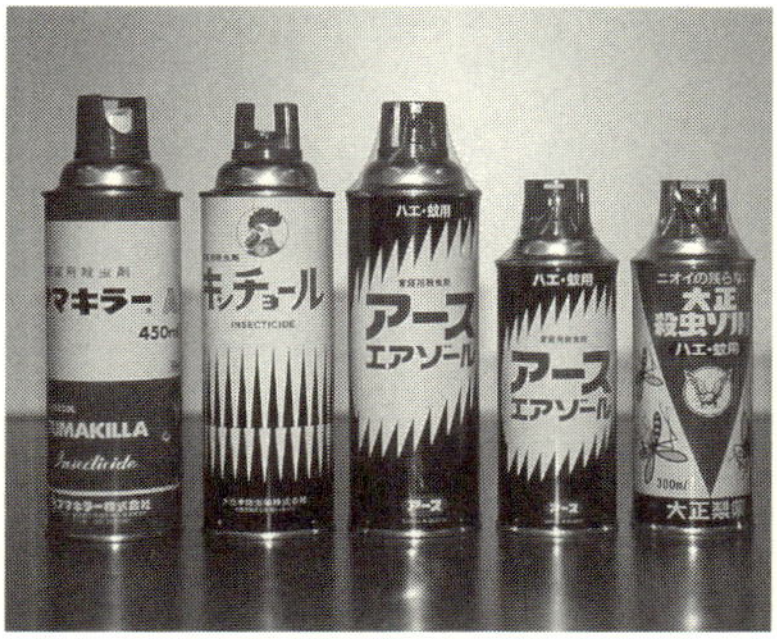

フマキラー、キンチョール、アースなどの「エアゾール」製品

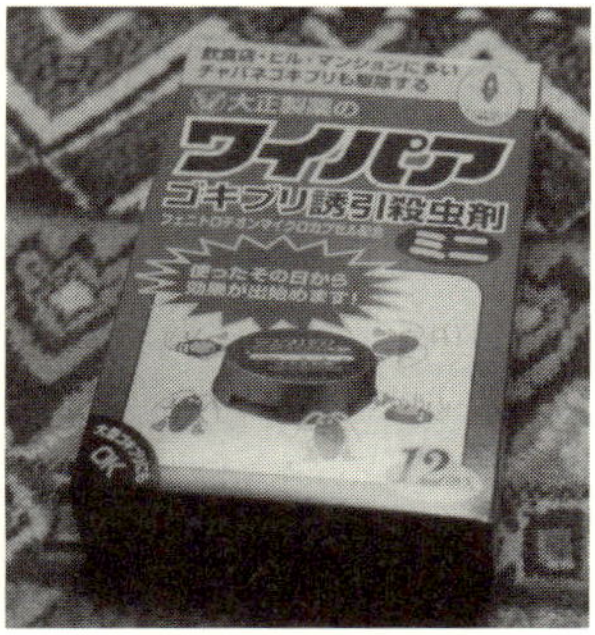

昭和30年代を代表する殺虫剤「ワイパア」

表8　各時代を代表する製剤

年代	主要製品
昭和30年代 （1955年）	エアゾール（フマキラー、ワイパア） バルサンジェット
昭和40～54年 （1965～1979年）	DDVPプレート（フマキラー） ローテル、ごきぶりないない アースレッド、ゴロチ（くん蒸）
昭和58～61年 （1983～1986年）	アース防虫シート、アースノーマット アリの巣コロリ、ホウ酸団子（フマキラー）
平成元年～19年 （1989～2007年）	ベープリキット、アースノーマット・コードレス コンバット、ホウ酸半生（フマキラー） 巣のアリ退治（フマキラー）、どこでもベープNo.1
平成20年 （2008～2011年）	虫に刺されないスプレー（アース） ハーブの虫除けリキット（アース）

・江戸・明治…蚊やり・蚊取り線香時代
・昭和三〇年…エアゾール
・昭和三六年…燻煙剤
・昭和四五年…樹脂蒸散剤
・昭和四八年…捕獲器
・昭和六〇年…ベイト（コンバット）
・平成二一年…虫除けスプレー

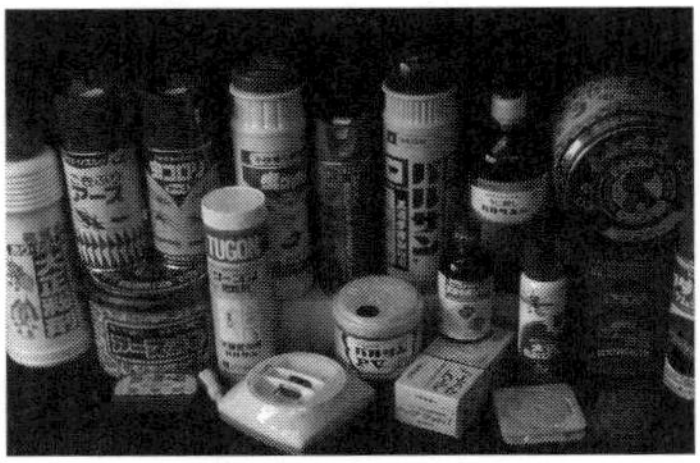
昭和30年代を代表する殺虫剤

最後の「虫除けスプレー」は、江戸・明治時代への回帰で、線香を残したまま、リキットを生み出した。

以上の経緯の中で、見えてくる問題虫は、環境の都市型化がもたらせた、「ゴキブリ」である。昭和三六年からのほぼ一〇年間は、強い殺虫力に期待し、世間はそれに満足していた。しかし、理解し辛いのは、急に〝捕獲〟という手法に転換した、その理由である。その後、約一〇年は、「捕まえる」時代が続いたが、それがゆっくり減らす「毒殺」に変わり、いまだに続いている。

環境の変化に伴い、人の思考が、ベクターコントロールという被害意識に基づく手法を忘れさせる状況が減り、「共存」を許せるようになったのかもしれない。このような変化をもたらせた、社会的背景を再認識し、5章では、ゴキブリとの駆け引きを物語りたい。

5章　ゴキブリとの駆け引き

手強い相手

ゴキブリが、人間の目の敵にされるようになったのは、国のお声がかかり、撲滅の対象となったハエ、蚊よりもずっと後のことであることはすでに述べた。

しかし、このゴキブリは、〝悪者度〟ならば蚊よりもささやかであるが、その嫌われ度となると半端ではない。その理由は、本当のところはよく分からない。

無理に理由づけをすると、蚊やハエに比較して形（ナリ）が大きく、その色彩がなじめないということに加え、潜み場所が汚い印象を持つことなどで損をしたと言える。

さらに、ゴキブリは、少々条件の悪い場所にでも耐えられるしぶとさも嫌われる。殺虫剤で追い回しても逃げられてしまうからだ。とにかく、撲滅しようとすると大変に手強い相手なのだ。そこで、人は、手を変え、品を変え、ゴキブリ撲滅の手法を研究し続け、今日に至る。

結果、この〝憎い悪虫〟は、殺虫剤による〝撒き殺し〟が、もっ

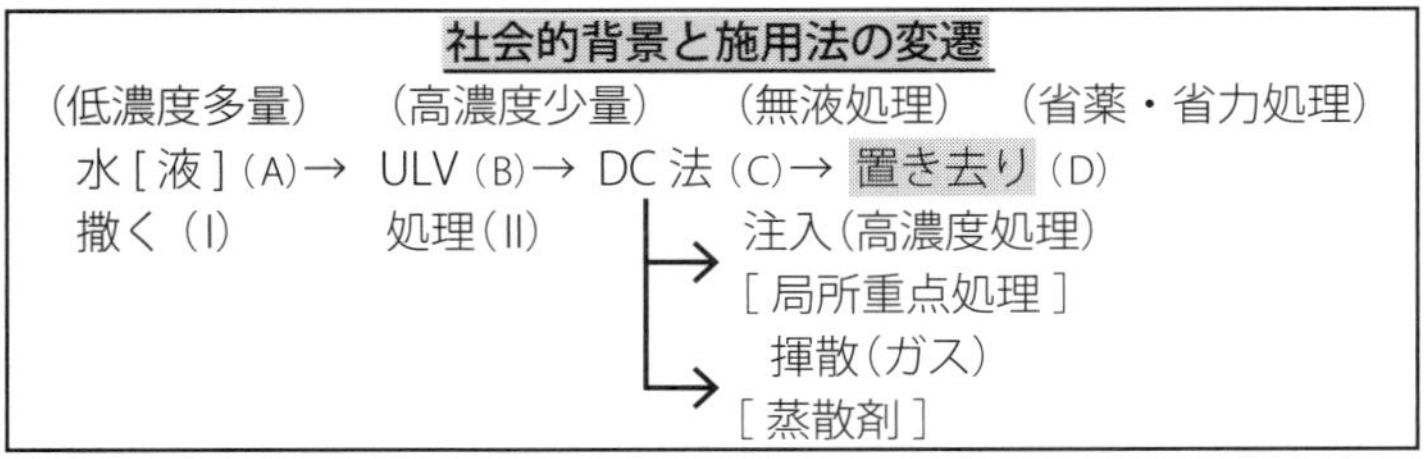

図１　非液性製剤による害虫管理の時代への経緯

とも使用者に満足感をもたらす価値ある方法となった。

殺虫剤の撒き方

殺虫剤による駆除法は、撒くために道具は必要であるが、大切なことは、手軽で効率のよいものであるということである。また、殺虫剤は、生活の場に近い所で使用されるため、安全性や汚損防止などについて、いろいろな工夫がなされた。

生活の場の質の向上に伴い、低濃度多量散布から高濃度少量散布へ、無液処理、省薬・省力処理へと発展した。この生活の場に、〝びしょ濡れ〟を嫌う世間の好みの変化にともなう手段の流れは、図1（前頁）の通りであった。また、これらの指すことは次の通りだ。

【低濃度多量散布法】

対象範囲が広範囲にわたり経済性を考えて希釈倍数を高めて、隅々までたっぷり撒く方法。

【高濃度少量散布法】

問題場所を限定し、高濃度なものを可能な限り少量で効果を期待する方法。

【無液処理】

多くの殺虫剤は、使用に際して水で希釈して用いるが、この水が汚れにつながるケースがあり、それを防ぐために「原液」に近い状態で使用する方法。道具や装置を必要とする場合があり、例として「加熱蒸散」がある。

【省薬・省力処理】

上記の方法を効率的に組み合わせたものである。表現を変えると「システム管理」に近いものをいう。また、殺虫剤の撒き方は、その時代の生活様式や住環境などの影響を強く受ける。これは、虫退治思想の具体的な表現なのだ。

今日の「ゴキブリ環境」は、ドライであって狭小・過密化し、「撒く」という方法が受け入れがたい状況である。

これは、時代が、「撒く」という単純作業を許容しなくなり、若干の工夫を要する「処理」という技術レベルを必要とする状況に立ち至ったことを物語る。

害虫防除の世界に変化をもたらせたのは、急速な生活の場の「都市型化」にある。この変容の中で創出された四つの技法は、従来の防虫思想に画期的な変化をもたらせた。これは、「撒く」という〝消毒屋さん〟の世界を一挙に越え、〝害虫駆除専門業〟へと脱皮させた。

戦いの道具立て

かつて、伝染病予防法を背景にした虫退治は、ほどんど労務提供の粋を出ることのない、一平方メートル当たり五〇ミリリットルの薬液を撒く作業であった。当時の作業者の多くは、防除に関する知識も理論も持ち合わせてはいなかった。

しかし、環境の変化や社会的要求は、ただ「撒く」だけの世界に疑問を抱き始めた。それとは別に、害虫防除の現場の現状の問題点や道具、施用機器の不備に問題の根源のあることを喝破した人がいた。

この先達は、質のよい仕事、作業には、よい道具が不可欠だという持論の持ち主で、専門業者のための道具の導入に一生をかけた。

「よい仕事は、よい道具」の主張は、業界の今日をもたらせたといって過言ではない。このような施用技術の歩みを整理すると表１（次頁）の通りである。

これらが、ゴキブリをはじめとする害虫防除の現場に、どのように活かされてきたのか、順を追って、その歴史をたどりたい。

今、何気なく普通に使用している道具や技術も、当初は、人々の理解が得られないまま、数年の歳月、忍耐を要した。人は、ゴキブリ退治と簡単に言うが、そんなに容易なことではないことがうかがえる。

本当は、薬剤を使いこなすには、道具と技術が必要なのである。このことを四つの材料で、具体的に紹介していく。

ULVの誕生

液性製剤の噴霧器を「ULV」と称するが、これまでに「如露（じょろ）」や噴霧器しか見たことのない人達にとっては、驚天動地の代物であった。これは、「舶来の如露」にほかならない道具なのである。この道具が、今までの行政主導の虫退治、時期が来たら噴霧器で薬を撒けばいいという時代を変えてしまった。

ULVを業界に持ち込んだのは、鵬図商事（株）の創業社長、故芝生晴夫氏であった。

表1　施用技術の歩み

昭和 57 年（1982）	日本 ULV 研究会発足
	PCO の近代化 < 既製品 > 工程の規格ができる
昭和 60 年（1985）	DC 殺虫法研究会発足（フォーガジェット）
	都市化への前兆
昭和 60 年（1985）	都市型害虫研究会発足（ヒドラメチルノン）
平成 3 年（1991）	蒸散殺虫機研究会発足
平成 7 年（1995）	ペーパーセクト認可

清潔環境では、もう殺虫剤は撒けない。
しかし、撒かなくても良い殺虫剤がある。
これが、21 世紀の防疫殺虫剤なのである。

殺虫剤を撒く時代は終わった！
「無色透明の害虫管理」時代の幕開け

芝生氏の持論が「よい害虫防除には、よい機械でなければダメだ」であった。

同器の導入当初は、ほとんどの人が、こんな高価なものは使えないと拒絶反応を示し受け入れてはくれなかった。

しかし、本当によい物ならば普及させるべきと考える人達もいて、昭和五七（一九八二）年に「日本ULV研究会（会長 林 晃史）」を発足させた。

同研究会では、協力会員とともにULVを用い、ゴキブリ駆除の実地試験を重ね、一年に一回の研究発表会を実施し、理解を深める活動を展開した。発表会は、全国各地で実施したが、その展開の軌跡は、北海道（一六社）、信越・北陸（四三社）、関東（九五社）、東海（九六社）、近畿（一五一社）、中国（七〇社）、四国（二八社）、および九州・沖縄（八二社）におよんだ。

ULV処理とは

ULV研究会の全国展開は、作業者の意識を大きく変化させ、業態の強化につながった。その「ULV」とは、どんなものなのか、若干の説明を加えたい。ULVは、英語では、Ultra Low Volume であり、その頭文字をとって称する名称である。日本語では、「高濃度少量散布」という施用技術である。もともとULVの技術は、農業の近代化にともなって発達したもので、野外などの広域防除に効率のよい、新しいものであった。

一九五五年代に登場して以来、ＵＬＶが広く知られるようになったのは、東アフリカの畑作地帯での異常多発生虫、バッタの防除に顕著な効果を示してからである。

その後、バッタに止まらず、各種の農業害虫の防除に成功した。また、衛生害虫、ことに蚊や毒蛾などの防除に効果を上げた。

ＵＬＶの定義

ＵＬＶの位置づけは、薬剤の散布方式のひとつであって、一般的には、慣行散布（High Volume）に対する高濃度少量散布という位置である。特に、定義づけはないが、この技術を開発した、Himel（1969）、Laforen（1970）、Mass（1971）、Bennett（1974）の四人の研究者の見解を整理すると、おおよそ次の通りである。

ＵＬＶとは、薬剤処理面積一〇〇〇平方メートル当たり、約五〇〇ミリリットルの薬液を直径五～一五ミクロンの最適粒子で吐出噴霧する方法としている。

使用製剤は、有効成分を二〇パーセントか、それ以上を含有するものであること、としている。また、最適粒子径とは、最小量の殺虫剤で環境の汚染を最小限に止め、最大の駆除効果をあげられる大きさをいう、としている。

特に、粒子径が五〜一五ミクロンと限定されているのは、これより大きい場合に粒子は空気中で凝集しやすく、過剰な場合には防除面を潤して割れ目に入りにくくする。また、これより小さい場合には、虫体に付着しにくくなる。これが、粒子径を決めている理由である。

参考までに、噴霧方式とその平均的な噴霧粒子の関係を示すと次の通りである。

・噴霧 Spray…一〇〇〜四〇〇ミクロン
・ミスト Mist…五〇〜一〇〇ミクロン
・噴霧 Fog
　湿潤煙霧 Humid fog…二五〜五〇ミクロン
　乾燥煙霧 Dry fog…二五ミクロン以下
・ＵＬＶ…一〜二〇ミクロン

以上であるが、ＵＬＶは、これらの方式の中で、もっとも粒子径が小さく、これが特徴のひとつである。

ＵＬＶの適応場所

噴霧器に特徴のあるＵＬＶは、農業場面での実績が多く、その有効性も確かである。適応場所を要約するとおおむね次の通りである。

- 適応場所
  - 屋内
    - 個人…トイレ、居室、台所、収納庫
    - 公共施設…トイレ、更衣室、地下室、倉庫、劇場、会議室、厨房など
  - 屋外…林野、公園、キャンプ場、施設、車両、船舶など

以上であるが、ＵＬＶは、公共施設や工場など広い空間を持つ場所に適した方法で、状況によって大型器、小型器を使い分ければよい。

ＵＬＶの適応害虫は、ハエ類、蚊類、ガ類、チョウバエ、ユスリカなどの飛翔性昆虫およびゴキブリ、シバンムシ、カツオブシムシ、コクゾウなどの匍匐性昆虫で、多くの問題虫に対応できる。

いずれにしても、一過性の多発虫対策には優れた効果を発揮する。ただし、使用する場所

として好ましくないところもあるので、十分に注意してかかる必要がある。そのような場所は下記の通りである。

・病院、乳幼児の寝室
・生鮮食品および加工食品を扱う場所
・重要美術工芸品類のある空間

以上のような場所は絶対に避けること。散布や噴霧という作業は本来、日常的な作業ではないということを忘れてはいけない。

ＵＬＶの特徴

従来の慣行散布と比較して、少量で利便性の高いことが、ＵＬＶの特徴としてあげられる。ことに、飛翔性昆虫に対し薬剤の付着率が高く、駆除効果も高い。

また、ゴキブリ類に対しては、適正微粒子が吐出されるため、潜伏場所の間隙への到達性を高めるために、高い「追い出し効果」が見られる。これらのよい点に加えて、さらに下記に示すように作業性にも優れている。慣行散布と比較した場合は、次のようになる。

【よい点】

・作業時間が短く、省力的である
・火事、爆発の危険が少ない
・粒子の間隙への到達性が高い
・家具、器物に対する汚損が少ない

おおむね以上であるが、作業効率がよい点は特筆すべきであり、経営効率や顧客サービスの点から不可欠な要素である。

【悪い点】

・残留性に欠く

表２　ゴキブリの防除におけるULVと慣行散布の効果の比較

	ULV	慣行散布
速効性(追い出し)	優	劣
迷入種の定着阻止	優	劣
残効性	劣	優
作業能率	優	劣
入室不可時間	劣	優

表３　毒ガ幼虫の防除におけるULVと慣行散布

諸操作	ULV	慣行散布
ガソリン注入回数	2	1
薬剤タンク装着	1	-
薬液補充回数	-	10
計量と調合	-	10
水の補充	-	5
作業回数	3	26

・過剰散布のときにすべりやすい
・風通しのある場所では効果が劣る
・ガソリン・エンジンの排気ガスと騒音

以上であるが、騒音以外は慣行散布にも当てはまるので、とりたてて欠点とは言えない。さらに、ＵＬＶの特徴をゴキブリ防除の例で評価すると表２の通りである。

五つの要求項目を優・劣評価をしたが、ＵＬＶでは、優が三つで、劣が二つであった。また、慣行散布では、優が二つで劣が三つであった。

総括すると、ＵＬＶの劣が、その特徴的なところである。つまり、残効性が〝劣〟であるのは、汚れないことを意味するものである。また、入室不可能時間の〝劣〟は、微粒子が室内に漂流する時間の長さを示すもので、被毒時間の長さを物語るものである。

ＵＬＶの作業効率は、野外の毒蛾幼虫駆除の例で示すと表３の通りであった。同じ面積の作業を行うのに要する工数は、ＵＬＶで二工数、作業回数三回であるのに対し、慣行散布で四工数、作業回数二六回と前者をかなり上回る。

工数の多いことは、手間のかかることを意味する。また、このほかに四〇〇ヘクタールの防除作業に要した、薬剤量や所要時間の比較例があるが、結果は次のようであった。

薬剤散布量は、慣行散布が三〇リットル、ＵＬＶで二・五リットルであった。作業の所要時間は、前者が八時間三〇分であったのに対し、後者は三時間四〇分であった。

以上のように、ULVは、従来のものに比較して、省力性と操作の簡易性が高いのである。

DC殺虫法

DC殺虫法とは、一体、何なのか。

ゴキブリとの戦いの道具立ての背景にあるのは、非液性化である。「ULV」が、撒くことからの脱却を可能にしたのは、新たな手法の開発を刺激した。

それに挑戦したのが、殺虫剤「バルサン」で著名な特殊製剤のトップメーカーであった中外製薬（株）である。

ただし、この時期は、製薬業界が質的変化に動いたときで、永光化成（株）という子会社を設立し、開発が進められていた。

新たな手法は、特定場所の対ゴキブリ戦術と着目され、昭和六〇（一九八五）年に「DC殺虫法研究会（会長 林 晃史）」が発足した。

この時代は、今日では見ることができない、殺虫剤に情熱をかけた人たちがいた。それは、都市化の進む環境に「安全を提供する」をモットーとする人、田中伸彦氏（永光化成）や従業員に負担のかからない手法を求め続けた業界の〝ドン〟、大村昭二氏（西武消毒（株）社長）である。

たかが「ゴキブリ」と言うなかれ、何もこれという決まりのない未知数の業界に、新たなる手法を参入・定着させることは、欲得や打算を越えた、情熱のなせる技なのである。

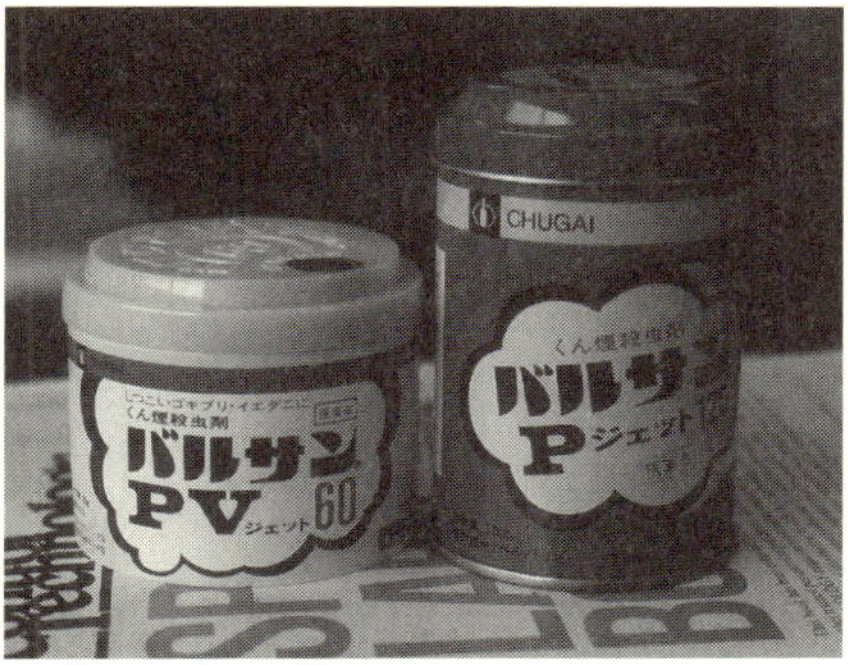

著名な燻煙剤「バルサン」

手を汚さない殺虫法

DC殺虫法という名称は、開発担当者が考え出した造語である。言葉の由来は、「Dry Clean」（乾燥状態で汚れのないまま）の頭文字をとったものである。

具体的な技術は、殺虫剤を水で希釈せずに、ゴキブリ退治ができるというものなので、慣行の低濃度多量散布に対する、称して「乾式処理」である。

基本的には、「有効成分を目的物に対し、薬剤を水などで希釈せずに、迅速にして省力的に処理する方法」ということになる。

実用化されたものは、「製剤（燻煙剤）」を「装置（加熱器内蔵）」に装着して用いるタイプのもので、薬剤を気化噴出させる仕組みのものである。

その重要な部分は、加熱装置「フォガー」である。その装置の仕様は、表4の通りである。なお、装置の能力は、よくできていて、風量が二・七から三・四（m^2／分）である。

また、煙の到達力は、送風五秒後に八から一〇メートルの所に達する。

ここで不思議なのは、使用剤が「燻煙剤」なのに、何を今さら「ドライ」などと称するのかである。

燻煙剤ならば、早くから「バルサン」が著名で、改めてＤＣ殺虫法が、ドライと称するのも妙な話である。

しかし、それなりの理由があるのだ。殺虫剤を使用する環境が大きく変化したことや、使用する環境が大きく変化したこと、また、使用者の志向が、ＤＣ殺虫法を求めたのだ。言うなれば、当時の消費者

表４　フォガー（電気燻蒸殺虫器）の仕様

電　源	100V 50/60Hz 3.8A
消費電力	358W
モーター	単相直巻整流子モーター 200 回 / 分〜 13,000 回 / 分（連続可変式）
ヒーター	セラミック式 23W 基準設定温度（450℃） 強・弱切換スイッチ付
風　圧	400m/m Ac
重　さ	6.3kg
大きさ	高さ 200mm ×幅 175mm ×奥行 400mm
コード長さ	4.5m
形式認可番号	(▽〒) 81-10807

心理をいち早く嗅ぎ取った所産なのである。

DC殺虫法の特徴

ＤＣ殺虫法、ドライ処理は、その作業の中で「水」を使うことがなく、放出される状況が乾燥状態でドライである。

また、処理は、従来の燻煙剤のような定置型ではなく、移動処理ができる。

ドライ処理の特徴を従来からの方法であるウェッタブル処理と比較すると表５（次頁）の通りである。その特徴は、ウェッタブル処理に比較して、薬剤処理にともなう「汚損」が、極めて少ないことである。

また、極めて省力的であることは、作業効率を高め、今日の消費者要求を満たす。ことに、応急的な処置に適している。これは、害虫の生息密度の低い場所で利用価値が高い。

さらに、ＤＣ殺虫法は、作業者の労働負担を著しく軽減したため、害虫駆除専門業者に広く用いられた。

「ＤＣ殺虫法」とは、以上のような生活の場の都市型化が必要とした手法なので、時代の創出したものと言える。

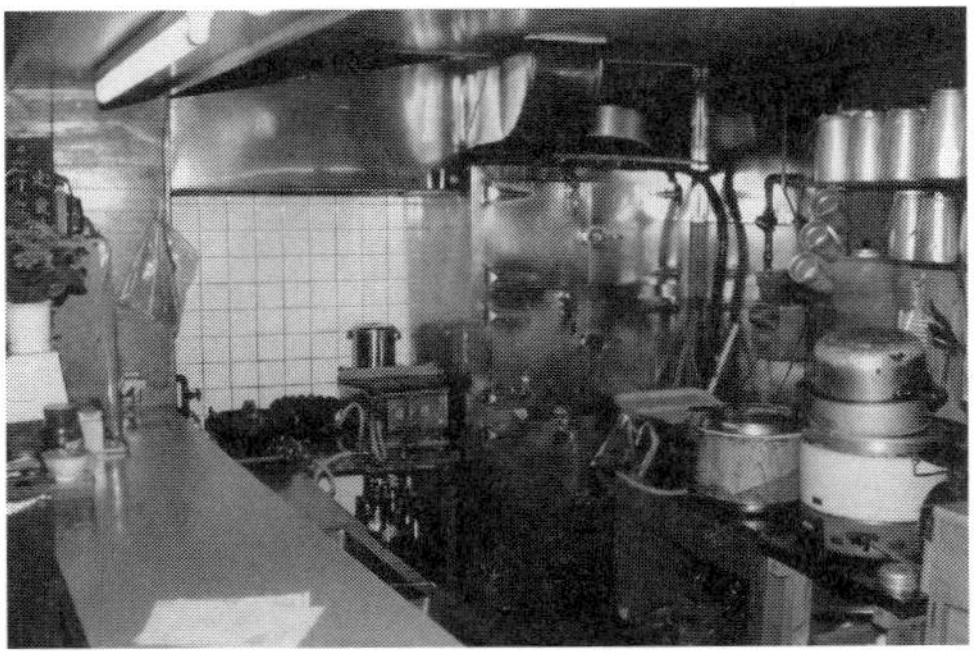

タイルとステンレスの厨房は、ゴキブリが意外に棲み着く

表5　ドライ処理法とウェッタブル処理法の相違点と特徴

項目	ドライ処理	ウェッタブル処理法
(1)処理の結果	処理面に違和感がなく、清潔である	水で希釈するため、粒子が大でべたつく 高温多湿→カビ＝寄食性虫 →虫の発育助長
(2)該当製剤	くん煙剤 ＵＬＶ 粉剤	乳剤 水和剤 油剤
(3)汚損の状態	付着、物理的 化学的汚れ	しみ、カビ、生物的汚れ
(4)安全性	火気、湿気を嫌う場所 電気系統、機械室	
(5)省力化	省力的である	希釈など若干の手間を要す
(6)効果	空間噴霧で速効的である	残留噴霧で残効性に富む
(7)総合病除	残効性製剤か「置去り法」の併用を要す	「追い出し」効果の高い方法との併用を要す

今日の都市型環境は、ただ殺虫剤を「水」で希釈し、ジャブジャブ撒くという、慣習化した方法を許さなくなった。

時代の流れは止まることなく、さらに、人々は新たなるものを追求して止まない。

置き去り法の誕生

人は、どうしたわけか、害虫としては新参者のゴキブリを目の敵にし、新たな殺しのテクニックを考え出した。

ここで述べる手法を考え出す思想的背景は、遅まきながら生活の場の化学的汚損を防ぐという、やや反省を込めたものもある。ただし、これは建前であって、本当のところは、ゴキブリ退治のアイテムを増やし、市場の拡大をはかったものだった。

それでも、思考の軸には、できるだけ生活の場に「化学物質」を撒き散らさない、との思いはあった。

いま一つには、発想の転換という思いもあった。それは、逃げ回る虫を追い詰めて、無理矢理殺す手法に拘る(こだわ)のを止め、虫が勝手に死んでくれるのを待つという、受け身の策にかけたものもある。

その心、言うなれば狙いとしたのは、殺虫剤を使用したのを忘れたころに、ゴキブリの姿がめっきりと減り死に絶えたという効き目に気がつく、従来のものとの違いに訴えるところにあった。

今でこそ、こんな〝悠長な殺し〟を当然としているが、思いついた頃は、大多数の人たちの理解を得られるものではなかった。

そんな状況下で、開発の発端となったのは、外資系の農薬メーカー、日本サイアナミッド（株）の開発部長だった、森川 修博士（故人）が、「おもしろい原体があるが、ゴキブリにうまくいくかどうか試してみないか？」との相談だった。

実は、この有効成分は、もともとアリ退治用に開発されたことを後から知った。

対ゴキブリ戦略の転換

「置き去り法」は、人のゴキブリに対する戦略を大きく変えた。

殺虫剤による虫退治のもっとも基本的な方法は、薬剤を虫体に直接かける「直接噴霧」と、虫の通路や潜伏場所に撒いておき、虫に接触させる「残留噴霧」とがある。

置き去り法と名づけた方法は、上述の、直接噴霧や残留噴霧のいずれにも相当しない、ただ置くだけの「設置」という操作である。

この方法は、効力を発揮する過程は、従来からある「毒餌」に類似するが、これらと同例に論じられない。

なぜならば、別の項で解説するが、有効成分の化学的性状に大きな違いがあるからである。なお、置き去り法で用いる成分、ヒドラメチノンの概要は、表6に要約した通りである。

この置き去り法、「設置」を新たな施用技術として確かなものにしたのは、この有効成分ヒドラメチルノンの持つ作用特性によるところが大きい。

それは、従来の殺虫剤と異なり、人畜に対する毒性が極めて低く、安全性が抜群なのである。ゴキブリに対する作用は、呼吸酵素を阻害し、死に至らしめるものである。

弱点と考えたのは、効力の発現までには、おおよそ二週間を要することであった。しかし、先発商品の「アリの巣コロリ」の実績から、この遅効性は問題視されなかった。

また、この製剤をどの程度、摂食したら効果を発揮するのか、実験的に確認した結果は、表7の通りであった。死に至る、一頭当たりの摂食量は、一・五七〜一・七一ミリグラムであった。

置き去り法の有効性は、実験的に証明されてはいるが、いざ実用化となると容易ではなかった。

害虫防除は、液性製剤をじゃぶじゃぶと十分に撒くものだと思い込まれていた状況下での「設置」など、本当に効くのか否か、不安感を拭いきれないものであった。

新たな手法を定着させるためには、啓蒙活動が不可欠である。昭和六〇（一九八五）年に「都

表6　食毒剤の有効成分の種類と作用特性

項目	ヒドラメチルノン	ホウ酸	フェニトロチオン（MEP）
毒作用	呼吸毒	細胞毒	神経毒
作用機構	呼吸酵素の阻害により、体内の酸欠により死亡する。 （細胞内ミトコンドリアに吸着され、その呼吸酵素を阻害する）	消化管内の共棲微生物を殺し、組織内の SH 系酵素を阻害する。その結果、脱水症状を起こし死亡する。	コリンエステラーゼを阻害して殺虫力を発揮する。この阻害のため、アセチルコリンが分解されないままに、シナプス間隙に蓄積して、シナプス伝達を麻痺させて死にいたらしめる。
毒性 LD50 値 （mg/kg）	ラット：1300（985 ～ 1715） 5000mg 以上（USA） EPA では、毒性についての注意書きを必要としない。	ラット：3160 ～ 4080 マウス：3450	ラット：250 ～ 500 マウス：870
経口推定致死量 （g）、成人	毒性が低く、計算ができない。	成人：15 ～ 20、8 ～ 7 小児：4 ～ 9、5 ～ 6 乳児：2 ～ 3 小児：20ml	スミチオン：DDVP 混合乳剤の場合 成人：120ml
殺虫力 LD50 値（μg/♀） 経口投与	チャバネゴキブリ 24 時間後：86 μg/1 頭 4 日後：9.66（♂）、225.7（♀）	チャバネゴキブリ 最大投与量 200 μg で次の値 24 時間後の致死率…0% 4 日後の致死率：10%（♂） 6%（♀）	チャバネゴキブリ
局所施用	24 時間後：1000 μg 以上 4 日後：25.1（♂）、63.1（♀）		0.25（♀）

表7　置き去り法用の小型ベイト（毒餌量 1.5g）1 個のチャバネゴキブリ殺虫能力

供試虫数 致死率	14 日後の 摂取量（mg）	ベイトの 摂取量（mg）	摂食率※ （μg/雌）	1 頭当たり	原体摂食量
300 頭	100.0%	472.3mg	35.3%	1.67mg	30.1 μg
500	100.0	888.3	62.6	1.71	30.7
700#	96.8	1208.4	100.0	1.68	30.3
1000#	93.3	1558.9	100.0	1.57	28.3

備考：50cm × 50cm の容器、※摂食率（%）＝ $\frac{\text{ベイト全摂食量}}{\text{ベイト全量}} \times 100$

印、700 頭区は 2 日で、1000 頭区は 1 日で全量摂食した

（都市型害虫研究会資料）

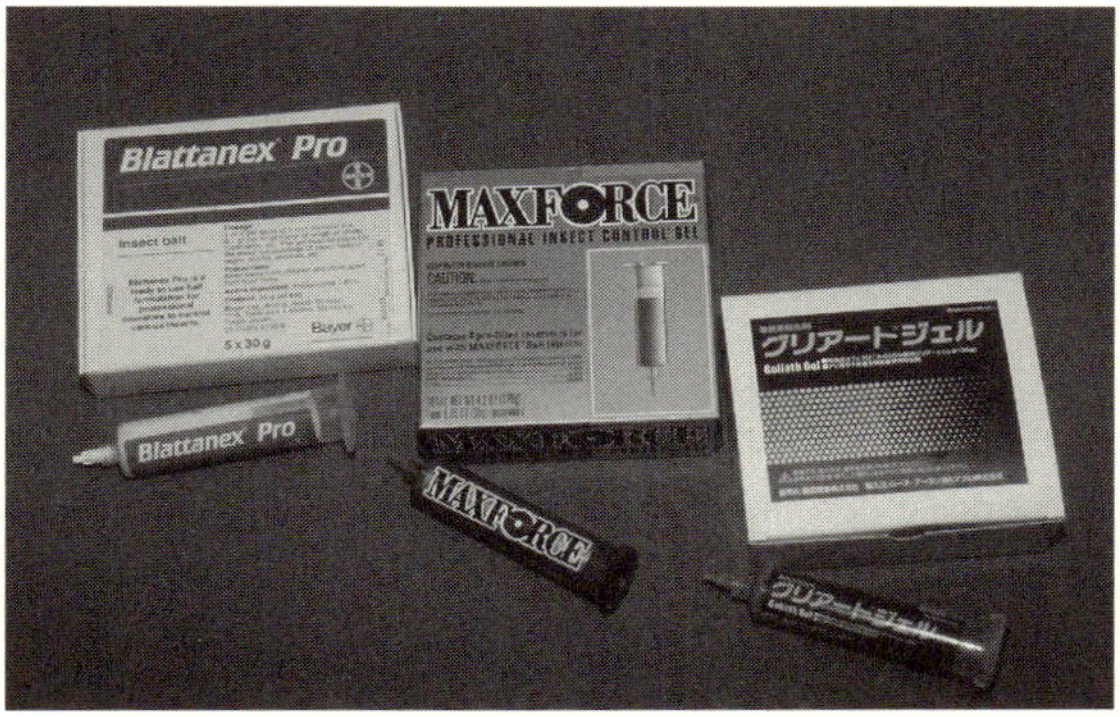

状況によって使い分けるジェル剤のいろいろ

市型害虫研究会」を設立し、講演会、研究会あるいは実地試験の立ち会いなどの活動を全国的に展開した。

この製剤は、「マックスフォース」に始まり、「コンバット」の時代を経て、「ジェル剤」に至った。この使用場面は、家庭用と業務用の両方にまたがった。

なお、同研究会の活動は、国内にとどまらず、海外の大会にまで進出した。そのあいだ、研究会を支えた企業も変転し、行動を共にした仲間の顔ぶれも変わった。

原体のヒドラメチルノンは、市場に顔を見せてから早くも二六年経つが、置き去り法という手法を生み、ゴキブリとの戦いの様相を大きく変えた。この様変わりの事情は、別に「毒餌」の項で紹介する。

では、「置き去り法」は、どんなところがよいのか、要約すると次の通りである。

・病院、乳幼児の施設など、殺虫剤散布や塗布が困

難な場所で使用できる
・無差別な殺滅をせずに、犬、猫、魚などのペットに安全である
・設置しても、飲食物に臭いがつかない
・回収が可能である

以上であるが、目的を果たしたら「回収」ができる点は、非常によい点である。置き去り法は、ほかの方法とも組み合わせて実施すると効果が高い。なお、今日、ＩＰＭ（Integrated Pest Management：総合的病害虫管理）の時代と言われていて、その役割が期待されている手法である。

蒸散殺虫機

ゴキブリとの戦いの道具立ての中では、ほかのものと大きく異なり、特徴的なものが蒸散殺虫機である。

その違いは、第一にまったくの無人による操作であること、第二にこの機器を扱う者は所定の教育訓練を受けた有資格者でなければならないことである。ゴキブリ退治の道具としては、

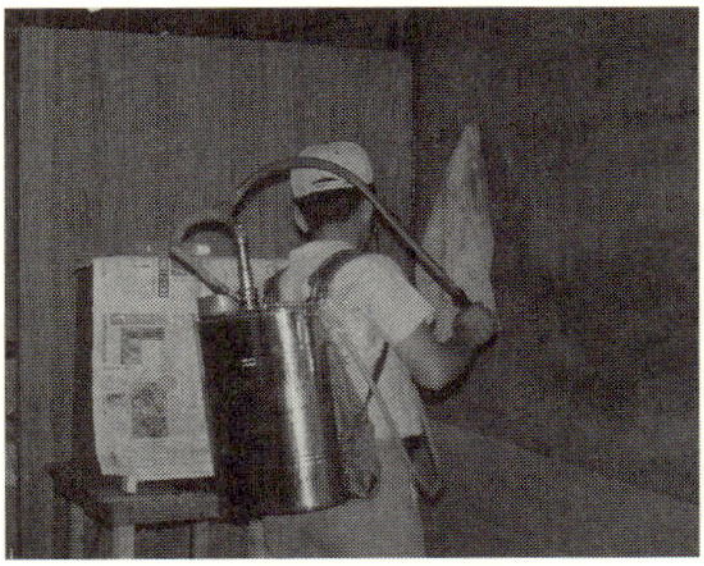
飯場で残留散布を実施する様子

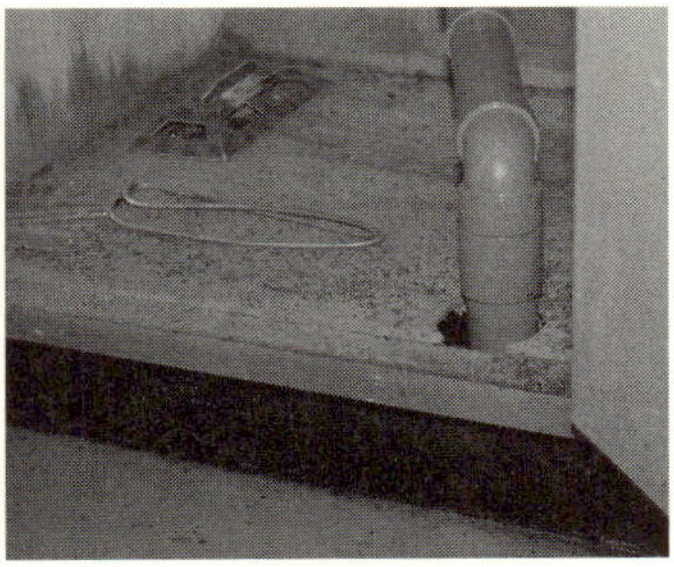
流し下の配管は「ゴキブリの道路」なのだ！

こうしたことは従来になかったものだけに、実現までには紆余曲折があった。

蒸散殺虫機の原点は、昭和四〇年頃に登場した殺虫プレートにさかのぼる。フマキラーVPプレート、ワイパープレート、パナプレート、バポナストリップなどが知られている。

誕生の歴史

殺虫ロボットの誕生は、昭和六三年頃に殺虫プレートの無許可販売や誤った使用が横行し、世間を騒がせたことがきっかけとなった。

対策として、平成三（一九九一）年に発足した「樹脂蒸散殺虫研究会」（会長 林 晃史）が、適正使用の基礎作りを始め、その所産として、ＰＣＯの新技術「ファン付き殺虫機」が正式に登場し、今日に至る。

殺ゴキブリ装置の実力

蒸散殺虫機によるゴキブリ退治は、所定の装置に殺虫剤を装着し、定められた基準で稼働させておこなうものである。

この密閉機能を具備した装置を「ウィズ」と呼ぶ。その仕様と規格は以下の通りである。

〔仕様〕

電源：DC一二V±一〇%五W以下

停電補償期間：満充電時六日間以内

タイマー精度：月差±二分（ただし室温二五度にて）

稼働曜日：日～土曜日（任意設定）

本体（内箱）：八〇×八〇×二二五ミリ

本体（外箱）：一五〇×一二七×三四三ミリ

材質：樹脂製（耐衝撃性）

〔規格〕

安全規格

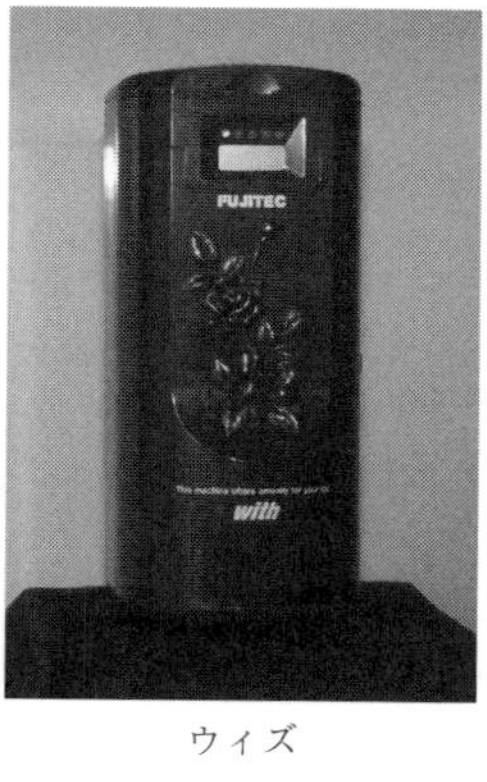

ウィズ

電気用品取締法 検定マーク取得
電気性能
定格出力電圧：ＤＣ一二Ｖ、五〇〇mA（公称値）
ファンモーター
定格電圧：ＤＣ一二±一・八Ｖ
電流：一〇〇±二〇mA
最大風量：〇・七五±〇・〇三立方メートル／毎分

上記の基準は、人への安全性を考慮し、問題が起こらないレベルである。また、このような条件下でも、本来の目的を損なうことなく、効果を発揮する条件であるとしたものである。なお、この「ウィズ」という言葉の意味は、「いつもあなたのそばにいて、技術的なサービスをする」というものであった。

蒸散殺虫機に装着する薬剤は、商品名を「ベーパーセクト」と称し、平成七年に国の承認を得た製剤である。ゴキブリに対する、この薬剤の有効性は、実際の市中の食堂を使用して確認した。効果は、表８に示した通り高かった。

いずれにしろ、この蒸散殺虫機による処理は、無色透明で、薬剤を散布したという実感がないにもかかわらず、撒いた翌朝、店の床面には、ゴキブリの死骸が見られるので、使用者はい

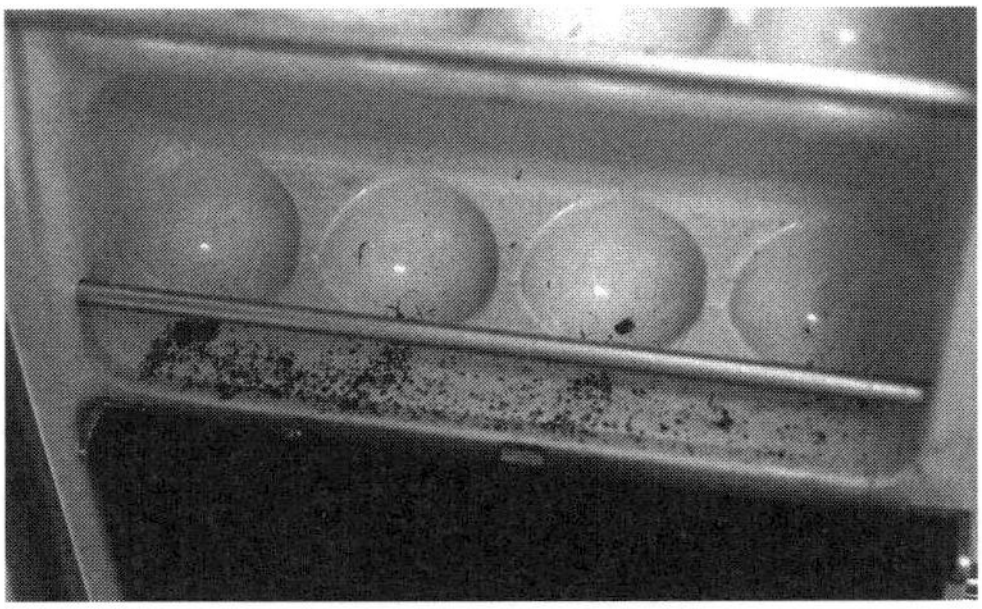

冷蔵庫の中のゴキブリ

表8　樹脂蒸散剤による食堂のチャバネゴキブリ駆除実験

調査場所	処理前補虫数	処理後の経過日数と補虫数(頭)						
		3日	7日	14日	21日	30日	60日	90日
倉庫棚	13	9	7	4	0	0	0	1
冷蔵庫 上	18	10	8	3	2	1	0	0
冷蔵庫 下	15	4	6	3	2	0	0	2
食器棚 上	19	13	7	4	8	2	0	1
食器棚 下	11	6	9	3	0	0	3	0
ガス台 上	20	16	5	8	3	1	0	1
ガス台 下	26	10	8	1	6	1	0	0
客席	5	1	1	0	0	0	1	0
合計補虫数	127	69	51	26	21	5	4	5
駆除率	−	45.6	59.8	79.5	83.4	96.02	96.8	96.02

実施場所：千葉市幕張地区、食堂(面積 32m²)
用法・用量：大型機(20 枚入り)を 1 台に 12 枚収納して実施。
　　　　　　1 日 8 時間茶道、週に 2 回稼働させた。
実施期間：平成 4 年 6 月 1 日～ 9 月 10 日

つも驚いたという。

数値的には、使用開始三日目で駆除率が四五・六パーセントであり、九〇日に至るも有効なことを示している。

このような実験結果を得て、著者らは、この新しい手法に自信を持って市場に出した。ただ、上市後は、何かクレームが来ないか、返品はないか、予想しなかったトラブルはないか心配し続けたのも事実である。新製品の上市は、嬉しい反面、心配のし通しである。

環境への配慮を望む今日、安全性への配慮は一段と重要性を増している。そのような点において、蒸散殺虫機は自動的に稼働するため、周辺の材料を汚損する可能性も皆無ではなく、念のため食品や器物への付着量の実測を行っていた。その結果は、表9に示した通り、身近にある一一種の材料を選んだが、問題になる量ではなかった。また、これらの食材や器物は、洗浄して使う場合が多いので、念のため確認をしたが、ほとんどが検出限界以下という結果であった。

いろいろな検証の結果、多くの人の理解を得て、確実な展開をしている。

その後、蒸散殺虫機は、従来とはまったく異なったビジネスモデルを構築し、ゴキブリ戦争の様を変えたのだった。この対ゴキブリ戦のシステムを確実にしたのは、(株)ナックの西山由之氏の力によるところが大きい。

以上、いくつかの道具立てを紹介したが、そのどれが〝最終兵器〟なのか、その結論はまだ

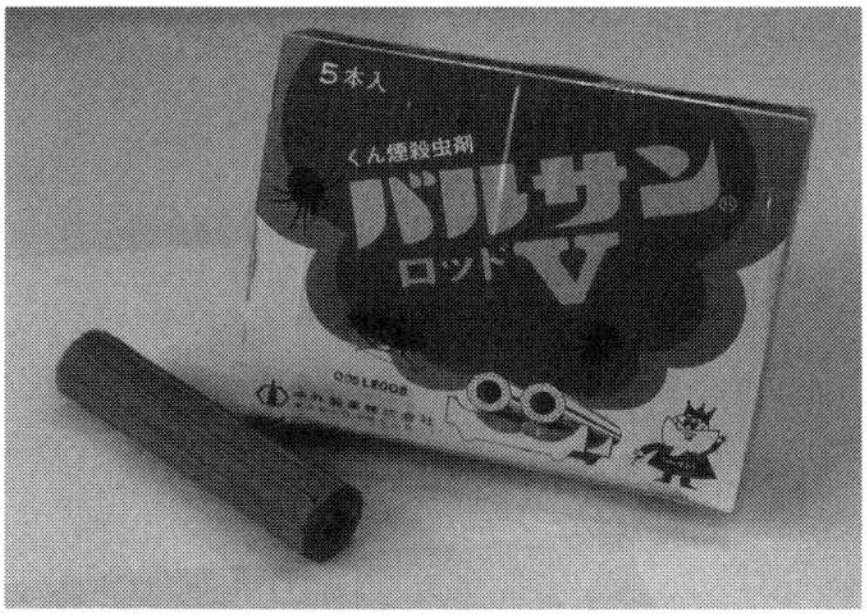

DDVP 成分を含む「バルサンロッド」

表9　VP 蒸散剤使用時における食品類・器具への DDVP 移行量

食品・器材	DDVP 移行量(μ g/cm2)		
	使用直後	洗浄後	調理後
白米	11.14	1.47	検出限界以下
パック内飯		—	—
包装セロリー	0.0008	—	検出限界以下
包装パン	0.0005	—	検出限界以下
食パン	1.447	—	—
リンゴ	3.36	—	検出限界以下
洋皿	0.0058	検出限界以下	検出限界以下
コップ	0.0026	検出限界以下	検出限界以下
茶わん	0.0064	検出限界以下	検出限界以下
割り箸	0.4393	—	—
はし	0.002	0.00092	—

注)8時間使用後（食薬センター資料要約・林 資料：1992年）

出ていない。

以上のように、ゴキブリとの戦いの駆け引きは、時代の求めに応じて大きく四つの手法が用いられ、今日に至る。

このような変化は、生活環境の変化やライフスタイルの変化などが、大きく関係するものである。ことに、清潔環境の中では、もう殺虫剤を〝撒く〟という気持ちが生まれてこない。しかし、殺虫剤がすべて不要な状況ではないのである。これが、二一世紀の防疫殺虫剤の位置づけである。端的に言うと、「殺虫剤を撒く時代は終わった！」の一言になる。

また、これは「無色透明の害虫管理」時代の幕開けなのである。

ゴキブリとの戦いは、退治をする目的は同じだが、一般家庭で普通の使用者が行うやり方と専門業者のそれが若干異なる。

ここで紹介したのは、展開方法がやや後者よりのものであるが、基本は同じである。これを施用技術として整理すると表1（84頁）ようになる。これは、都市型化時代の「家庭用ゴキブリ剤」へとつながるものである。

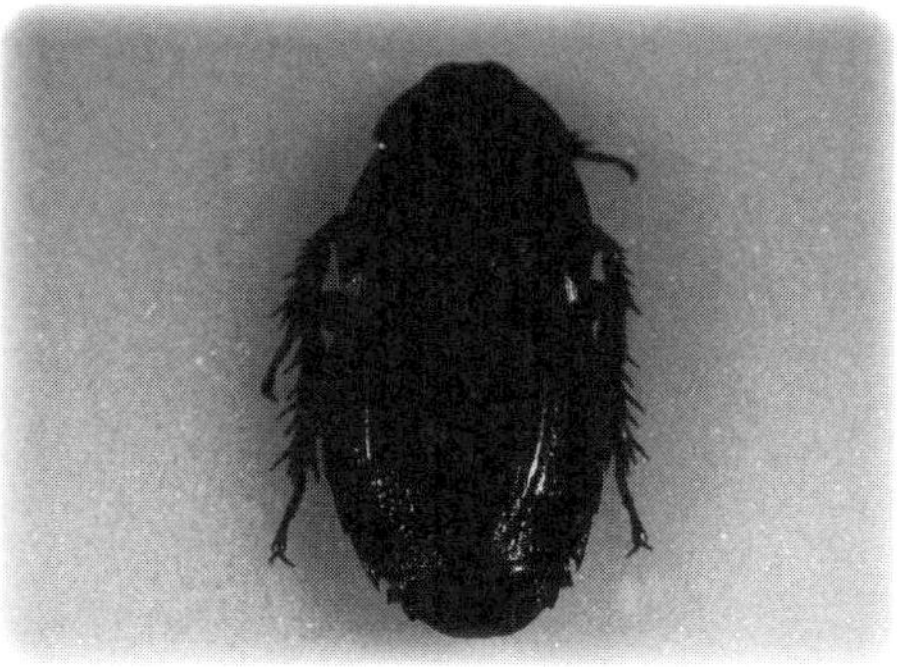

超大型のゴキブリ。ペットとして育
てる人もいる

6章　虫殺しの昭和史

大きな誤解？

今、多くの人は、ゴキブリを「不倶戴天(ふぐたいてん)の敵」と見立て、駆除殺滅しなければならないと思い、殺し続けている。しかし、これは、やや思い過ごしなのではないだろうか。何か、ゴキブリを誤解しているのではないだろうか。

ゴキブリの側から見ると、殺虫剤を作る人のほうが、遮二無二もゴキブリを悪者に仕立て、商材をつくり、供給しているのであって、消費者は、蜃気楼を見ていると言えなくもない。このゴキブリ嫌い症候群は、ただ製剤メーカーのしいた路線に乗せられているという見方もできる。

これまで、人間の都合で開発されてきたゴキブリ用製品について眺めてみよう。

高度経済成長とゴキブリ

ゴキブリの悪者作為論はともかくとして、ゴキブリが目立つようになったのは、わが国の経済の高度成長と無関係ではない。

これは、生活の場の都市化の所産なのだ。環境の都市型化は、ライフスタイルを変えるが、それにともなって派生する影響について知るまでには時間がかかり気がつかない。都市型化は、ふだん気がつかないことが、自分の意図しないこととして発生しやすいのだ。

私たちの身近な虫たちが、「害虫」などと呼ばれ、退治の対象にされだしたのは、明治時代も後半の頃からである。文明開化が進むとともに、害虫と称する虫が増えた。ことに、衛生害虫などと呼ばれる虫は、明治、大正時代からずっと後年のことである。

今日のように、人が気軽に、せっせと殺虫剤による化学的防除などができるようになったのは、化学工業の発達のお陰である（だが、今、この化学工業そのものが問題になっている）。

ゴキブリが、防除の対象となり、これを駆除することができるのは、豊かさのもたらしたものであった。

ゴキブリ用製品の開発前史

生活環境の都市型化は、問題虫としてのゴキブリをつくりだしたし、生活の豊かさが、その駆除を可能にさせた。

では、現在市販されている家庭用のゴキブリ製品には、どんなものがあるのだろうか。主要なものについて、その発展の経緯と特性について紹介したい。

「ゴキブリ」と銘打って、いろいろな製品が市場に出回りはじめたのは、そんなに昔の話ではない。

ゴキブリ用の製品が、売れるか否か疑心暗鬼で顔を出し始めたのは、昭和三〇年代の後半にさしかかったころからである。

この時代の様子を著者の実体験から紹介していきたい。

今から五〇年前、著者は、家庭用殺虫剤の開発・研究を志して、製薬会社に就職した。昭和三四（一九五九）年頃、殺虫剤商品は、まだ、ハエや蚊、あるいはダニが主要対象の世界であった。当時の私自身、ゴキブリ用の製剤研究などには思いも至らなかった。それに、薬局・薬店担当の営業部門からの開発依頼や他社製品の情報提供もなかった。

だが、徐々に社会のムードは、東京オリンピックの開催に向けて活気を増し、新たなものを目指していた。環境衛生も「ハエ・蚊」を脱して、環境整備も新たな五ヶ年計画が示されるなど、流れを速めた。

家庭用殺虫剤の分野にも、新たな住みよい生活作りが進みゆく中で、次なるターゲットを志向した。新しい商材の開発には、何らかのきっかけが必要で、それは社会全体が何かに向かい、前に進めようとするエネルギーである。今日のゴキブリ市場を作り上げた原動力は、昭和三九年の「東京オリンピック」の開催であったと考えられる。

だが、それ以前に、殺虫剤の製品化でもっとも大事なことは、製造に関する「基準」や「技術」

なのだが、今では信じがたいことだけれども、昭和三四年の時点で、「製造許可基準」などは定かでなかった。

昭和三五年に至り、ようやく『殺虫剤指針』（初版）が世に出たという状況であった。同書の刊行は東京オリンピックの開催という追い風と無関係ではない。

国際的行事は、一般の公衆衛生の向上につながり、これが、殺虫剤工業界の動きを刺激し、昭和三八年に『殺虫剤指針』の第二回改訂につながった。

この頃、殺虫剤の原体数は、大幅に増えたために、製剤開発が盛んになった。その結果、新しい製剤や適応虫の幅を広げることとなった。

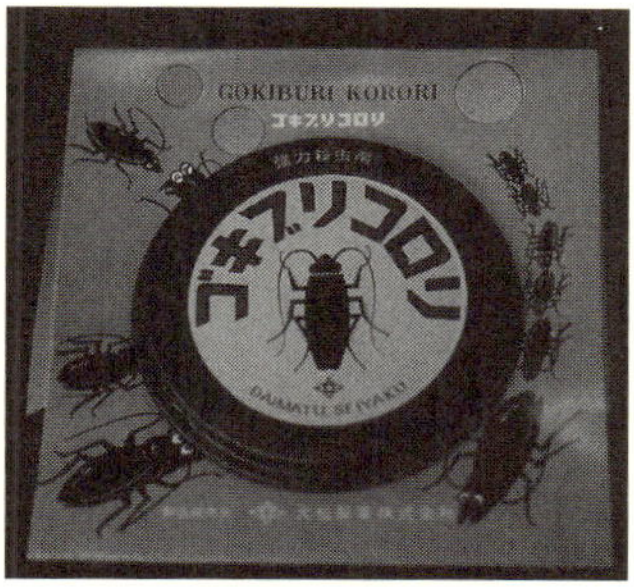

ゴキブリのベイト剤が登場した初期の製品

こうした過程の中で、ゴキブリ用として期待できる数々の有効成分、原体が開発された。その中でもよく知られたものは、マラソン、ＤＤＶＰ、ディルドリン、ダイアジノン、クロルデン、ディプテレックス、ナンコール、ジブロム、スミチオン、バイテックスなどがある。

これらの中には、毒性やそのほかの事情で今では姿を消した殺虫剤もある。この開発前史の時代を踏まえて、家庭用ゴキブリ剤の出番がまわってきたのだった。

家庭用ゴキブリ剤の登場

ゴキブリとの戦いの駆け引きについては5章で触れたが、本章では、一般家庭用の盛衰を追ってみたい。

まず、家庭用殺虫剤のマーケット・サイズを調べてみると、どのような状況なのか、正確なところはわからないが、およそ八五〇億円から九〇〇億円と試算されている。そのうち、ゴキブリ用は、三〇パーセント前後と考えられ、およそ二五〇億円規模と目されている。

また、その剤型は、燻煙剤、ベイト剤、エアゾール剤、捕獲器などである（防疫用製剤については触れない）。

家庭用のゴキブリ用製品の登場は、昭和時代なのは勿論、ハエ・蚊退治時代のあとで、昭和三六（一九六一）年頃からである。

この主要製品の上市の年を追って整理すると、その流れは、次のような状況であった。詳細に触れる前に、おおまかな状況を整理すると表1の通りである。時代ごとの製品

表1　時代を代表する殺ゴキブリ手法の変遷

年代	手法	代表的製剤
昭和45年	捕獲器	ローテル、ゴキブリホイホイ
昭和50年	噴射	コックローチS、アースレッド 酸化加熱式
昭和61年	毒餌剤	ゴキカブリ、コンバット、 アースゴキブリホウ酸団子、 フマキラーホウ酸団子半生
平成7年	新ジェット	ゴキジェット、 アースレッドノンスモーク
平成19年		バルサン這う虫氷殺ジェット

を思い返して、次に進みたい。

殺虫剤の近代化〈昭和三六年頃〉

昭和三六（一九六一）年頃は、『殺虫剤指針』がすでに刊行され、ここに至って殺虫剤の品質管理が近代化する。また、殺虫剤製造の法的規制が確立された。

時代を代表する殺ゴキブリ剤は、中外製薬の「バルサンジェット」である。

その有効成分は、有機塩素系殺虫剤のリンデンである。これを発熱剤や造煙成分と配合し、缶に詰められた製剤であった。

当時のものは、有効成分のリンデンが一缶当たり七グラムであった。このジェット製剤は、白い煙がもくもくと噴出し、部屋全体を煙で埋めつくすなど、従来にない、新しいものであったし、その効力も抜群で、ほかの製剤の追従を許さない画期的なものだった。

時代を通して、剤型には若干の改変があったが、その基本的な構造・構成は、図1の通りである。有効成分は、後に、有機リン系殺虫剤やピレスロイド系と変わっていくが、当初は有機塩素殺虫剤のリンデン（γ-BHC）であった。

リンデン（γ-BHC）は、昭和四六年に姿を消したが、戦後の公衆衛生に果たした役割は

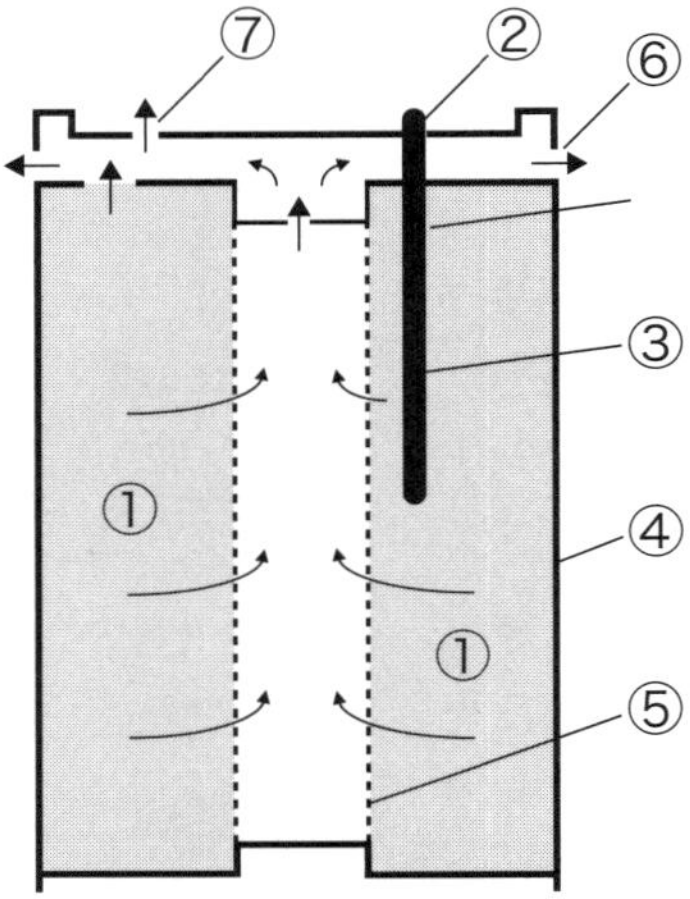

図１　燻煙剤の内部構造
①配合薬剤（有効成分＋造煙成分＋助効成分）②着火剤 ③起動用発熱剤 ④本体（金属製の筒）⑤金網筒 ⑥横面噴煙孔 ⑦上面噴煙孔

大きかった。

ジェット剤の便利な点は、使用に当たって道具もいらず、手間がかからないことがあげられる。使用法は、極めて簡単で、開封して装着されている着火剤に火を付ければ、自噴し、「お部屋まるごと」駆除することができるという、便利で手軽なものである。

この製剤の欠点をしいて探すと、効力を発揮させるために二時間ほど部屋を開放することができないというぐらいである。

この時代は、殺虫剤の製造基準が明確にされ、質的向上に向かっていた。このことと、世間一般から確かな駆除ができることを求められ始めた時代でもあった。

殺虫剤製造メーカー間の新製品の開発競争が激化し始めたのもこの頃である。

クリーンに殺す時代〈昭和四三年頃〉

バルサンジェットが登場したあと、しばらくは目新しい製品が市場に姿を見せなかった。しかし、その間、各メーカーはまったく無策に過ごしていたわけではなく、時代の流れに沿うものを模索してはいた。

当時は、年々、生活の場の快適さは増し、それゆえに、一般の虫退治の志向が、清潔な虫殺しのテクニックを求めたのだった。

このような時期に応じた製品として、殺虫剤メーカーのフマキラー(株)が「エアフマローチ」を上市させた。

エアゾール剤は、昭和三〇年頃から「ハエ、蚊」用として普及していたが、ゴキブリ用と銘打ったのは「エアフマローチ」が最初である。

エアゾールは、缶容器に薬剤と液化ガス、あるいは圧縮ガスを充填したものである。その使用法も、缶の頭部のボタンを押すだけで、薬剤が噴出するため、燻煙剤よりも使い勝手がよい。それに、煙に比較して霧状で、清潔感が高かった。さらに、ゴキブリを直撃することができ、使用者の満足感を高めた。清潔感の高さは、この時代の期待を満たしたもので、「エアフマローチ」の果たした役割は大きいものであった。

当時は、住みよい生活を世間の人々が求めており、キーワードは、〝清潔〟であった。そうした期待を受けた新製品に、ゴキブリ用とは称していないものの、自然蒸散殺虫剤と称する「フマキラーVPプレート」なるものが、昭和四五年に登場した。

同製剤は、その後、原体加工の技術の重要性を気づかせ、新たな市場を開発することとなる。ゴキブリ剤も、エアゾール剤につづく、VPプレート剤の登場と新しいものへと変化、発展した。このことは、清潔な時代のクリーンな殺しのテクニックの開発を求める、時代の潮流を物語るものである。

さて、一般の求める次なるクリーンな殺しのテクニックは、どんなものだろうか。

捕獲の時代〈昭和四六年〉

ゴキブリは、商材昆虫として、その面白さを増してきた。剤型から見ると「煙」から「霧」へと変わり、駆除への取り組み方は「まるごと」的なものから「臨機応変」的で〝眼前必殺〟となり、さらに様相を変え始めた。この時期、社会の潮流は、日本万国博覧会の開催もあってか、華やぎ、人の心にゆとりがうかがえた。人々のゆとりは、殺しの手法ものんびりした方向へ向かわせた。その一つが、捕らえて殺すという「捕殺」である。

最初に登場したのは、フマキラー（株）の「ローケバック」と称する簡単な罠である。

昭和四七年には改良され、高級感を高めたゴキブリ捕獲器、「ローテル（餌付き）」が市場に現れた。これは、透明なプラスチック製で、捕ったゴキブリがよく見える仕掛けである。

当初、殺虫剤メーカーが、なぜ、こんなものを販売するのかと思ったが、それは浅慮であり、人の狩猟本能をくすぐりヒット商品となった。ハンティング効果を狙った、見事な佳作であった。

同業他社は、これを黙って見ているわけにはいかない。翌年の昭和四八年に、アース製薬（株）が、これを追撃するため「ごきぶりホイホイ」を、市場に投入させた。

この仕掛けは、ただ単に捕獲するだけでなく、ケースの底部に粘着紙を敷き、誘い込まれたゴキブリの脚をとるというものである。その後、昭和四九年には、大日本除虫菊（株）が、「組み立て粘着式ゴキブリペント」を市場に参入させた。

このように、殺虫剤メーカーが、殺虫剤によらないゴキ

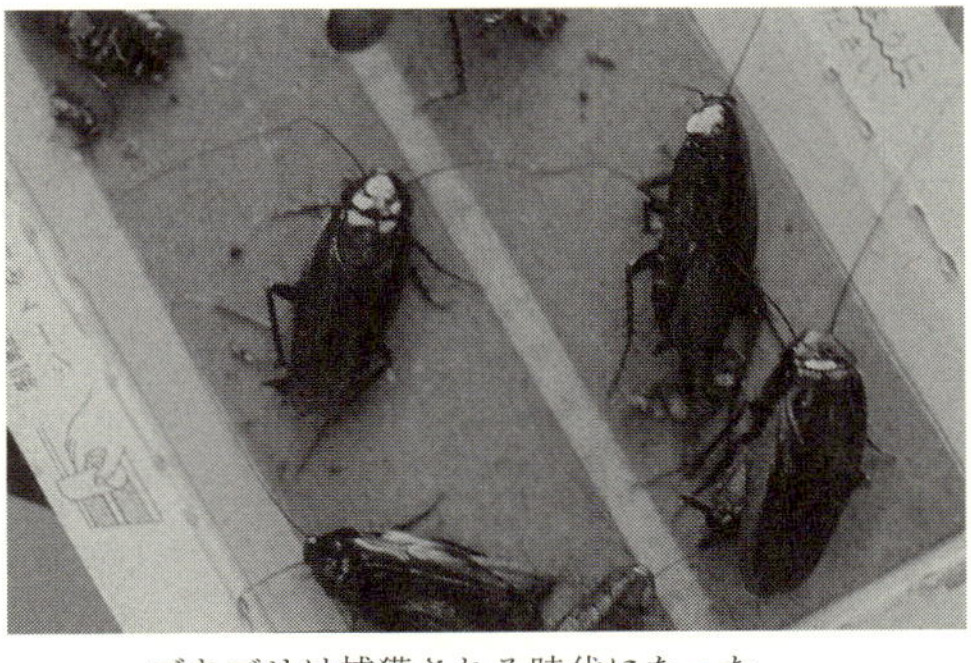

ゴキブリは捕獲される時代になった

ブリ退治の方法で、市場を争ったのは、何が原因かは不明だが、興味深い構図である。戦いの意図はどうであれ、商材の多様化は、ゴキブリ市場の拡大につながったことは確かである。

なお、このような商材の登場を可能にしたのには、二つの理由が考えられる。

その一つは、この製品でゴキブリの完全防除に失敗しても、十分に有効なほかの手段がある。いま一つは、ゴキブリの人に対する実害性が、極めて低いので安心感があるからである。

だが、この製品は、たかがゴキブリの罠ではないのだ。多くの研究者が、ゴキブリの気持ちになって、あれこれと工夫を凝らしたあげくの製品なのだ。

まず、ケースの高さや幅についての検討、ケースの入口に折り返しをつける、必要の有無を試行錯誤したものだ。それは、いったん罠に入ったゴキブリの脱出を、折り返しをつけることで阻止するという発想であった

折り返しの角度を何度にするかを真面目に議論し、実験もした。

さらには、ケースの横に窓を作るかどうかも論じ、あげくの果てに色にもこだわった。

思えば、これは、鉄砲のない時代の猟師が、獣を捕るのに罠を工夫したのとまったく同じことなのだった。

こんなことでも、研究といえば研究に違いないが、薬剤の研究者を自認していた者にとっては、なんとも釈然としないことでもあった。それでも、同業他社よりもよく売れる製品を作り出すには、苦労したが、他社が「餌付き」を市場に出したときには、「参った」と思ったものだった。

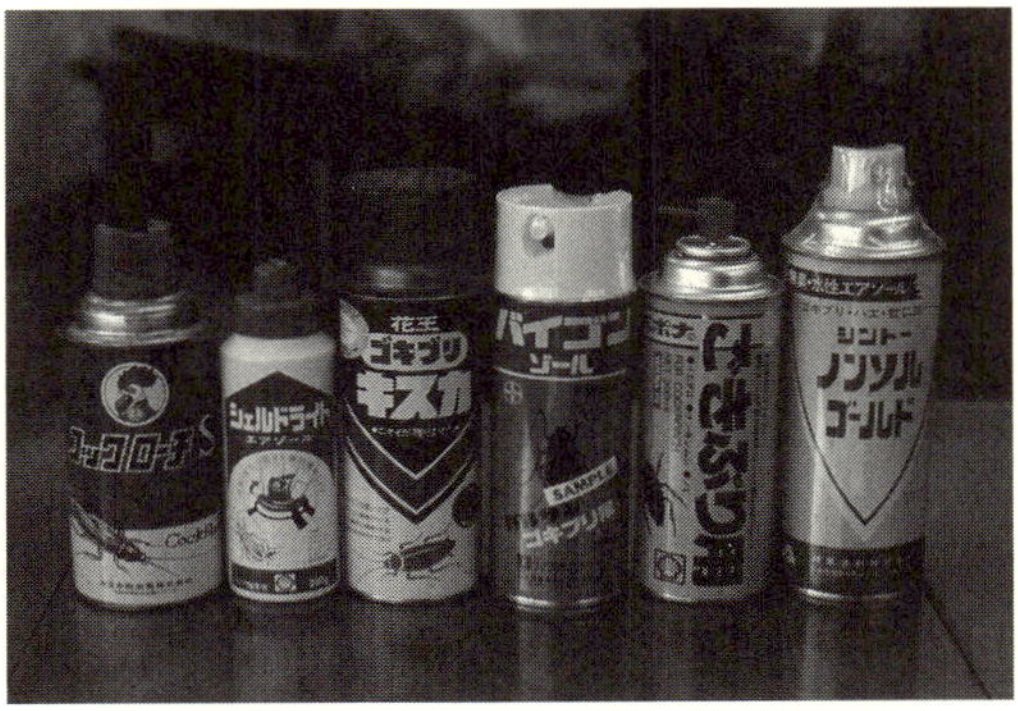

1977年頃に登場した、ピレスロイドを主成分として用いた「コックローチ・S」など

しかし、振り返れば、この捕獲の時代は、現代のような殺虫剤らしくない殺虫剤製品が氾濫する揺籃期と考えれば納得がいく。

併用の時代〈昭和五二年頃〉

市民生活のさらなる向上により、ゴキブリ市場は、一つの市場としての価値を高めつつあった。また、捕獲というアイテムを増やしたゴキブリ市場は、新しい有効成分の開発が進む中で、慣行品の成分の変換の時期を迎えた。

既存品の中身、主成分を変えることは、消費者のイメージを改めるための機会でもあった。

この動きの先陣を切ったのは、大日本除虫菊（株）であって、新たに開発したピレスロイドを主成分として用いた「コックローチ・S」を登場させた。

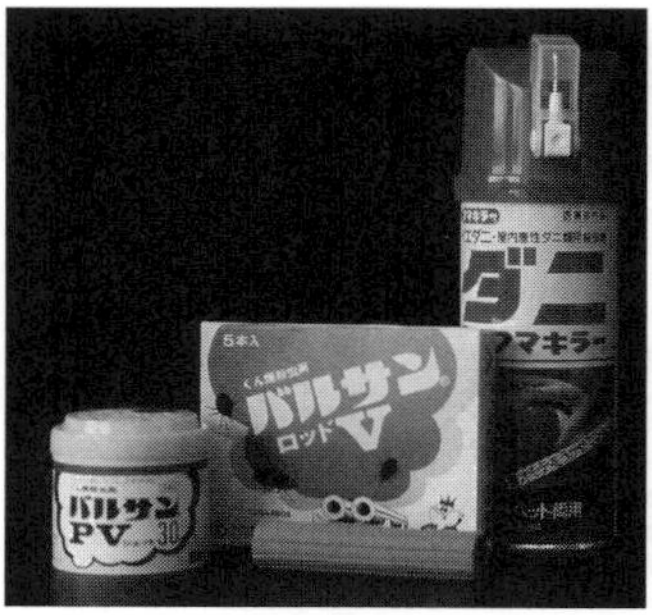

ダニ用殺虫剤

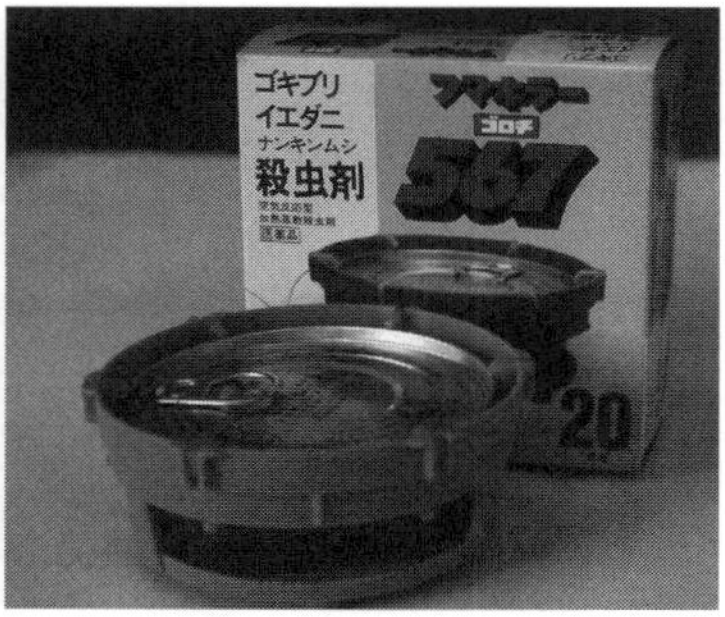

燻煙剤「ゴロチ・567」

さすがに、「ハエハエカカカ、キンチョール」でお馴染みの老舗のこと、たちまち一般の心をひきつけた。

それを追う形で、アース製薬（株）が、煙にひと工夫をこらした、燻煙剤「アースレッド」を昭和五三年に開発、上市した。この製品は、従来の燻煙剤と異なり、火を使わず発熱させて有効成分を噴出させるという、新しい技術を駆使したものである。使用上の安全性の高さ、発煙機構の違いで、「煙質」にソフトさがあり、同製品は瞬く間に市場を席巻した。

これを追撃するように、昭和五四年には、フマキラー（株）が、まったく新たな形の燻煙剤「ゴロチ・５６７」と称する酸化加熱式燻煙剤を市場に参入させた。

この製品を見た瞬間、果たしてこれが本当にゴキブリに効くのかと疑った。燻煙剤とは、勢いよく煙が噴出するものだと思っていたからだが、自分の頭の固さを恥じる結果となった。

驚くべき、この斬新な二つの製品の登場は、今までの燻煙剤の持つマイナス・イメージを一変させた。

さらに、これを境に、対ゴキブリ戦や、ダニとの対決には、環境への配慮（「優しさ」）が不可欠だという考えを芽生えさせていた。

しかし、このような状況の中でも、目撃必殺の道具は、消費者心理として捨て難いものがあり、それを満たすために「ゴキブリフマキラー」や「ホイホイエアゾール」が供給された。これは、一般消費者を対象とする家庭用殺虫剤市場の特性でもある。

市場の求めるものは、このように、時の流れとともに変わるのだ。

毒餌の時代〈昭和六〇年頃〉

昭和六〇年代は、科学万博〝つくば〟が開催されるなど、また、生活の場の都市型化が進む中で、虫事情は、少しずつ様子を変え、ハエや蚊が減った。

その一方で、ゴキブリの勢いが増してきた。

これは、ゴキブリが、数は少なくともその姿を見るだけでも気になる存在だからのようだ。人間は何とも勝手なもので、よい時代にはよい時代なりの〝問題虫〟を作り出し、その対応策の考究をめざす。確かに、問題虫の放置は、関係者にとっては不本意なことなので、新たな研究に取り組むことになる。

このような問題虫に、いち早く取り組んだ研究グループがあった。それは「ナラマイシン研究会」（昭和五〇年発足・田辺製薬（株））で、新たな製剤化技術によって、ゴキブリ用の新製剤を開発した。その成果を、昭和六〇年の九月に、「ゴキブリ防除特集」と題して、専門機関誌「美しい環境」（NO・9）誌上にて紹介した。

また、この時期には、先に述べた「DCフォガー研究会」が発足するなど、ゴキブリは〝時代の虫〟であった。

これらの研究会は、前者が有機リン系殺虫剤を「マイクロカプセル化」で製剤化し、後者が燻煙剤の使い方を工夫したというものであった。いずれも、技術的な成果をあげたのだった。

このような状況の中で、なにが発端となったのか不明ではあるが、突然、岐阜県池田町で、「ホウ酸団子」によるゴキブリ退治ブームが沸き起こった。それは、なんでも、町ぐるみでホウ酸団子を使ったゴキブリ退治を実施するというものであった。

今から三〇年以上も前のことだが、当時は、「今、なぜ、ホウ酸なのか？」と驚いたものだった。しかし、それからほどなく、異色の燻煙剤を開発したフマキラー（株）が、「ゴキカブリ」と称するフマキラーホウ酸団子を上市した。なんとも柔軟で心憎い対応である。

一般消費者の場では、マスコミの騒いだ、町ぐるみホウ酸団子が強く印象にあったのか、「ゴキカブリ」は好評をもって迎えられた。成功の要因は、「ホウ酸」というものが持つ〝ダサ臭い〟

持ち味が親近感を抱かせたこともあるだろう。また、消費者の心理も、目立たないがゆっくり効いていくのを楽しめるように変化していた。

その後、先に述べた「置き去り法」で登場したヒドラメチルノン製剤が、家庭用として、商品名「コンバット」と称して、大正製薬（株）と大日本除虫菊（株）から上市された。

時代は、昭和から平成へと移り変わり、そのあいだに、ゴキブリ退治に対する考え方に「清潔」という意識が芽生えた。この頃に、本格的な「毒餌時代」が到来したと言える。

市場は、〝ダサ臭い〟ホウ酸、ハイカラなヒドラメチルノンが、伯仲の戦いを演じていたが、現在も続いている。

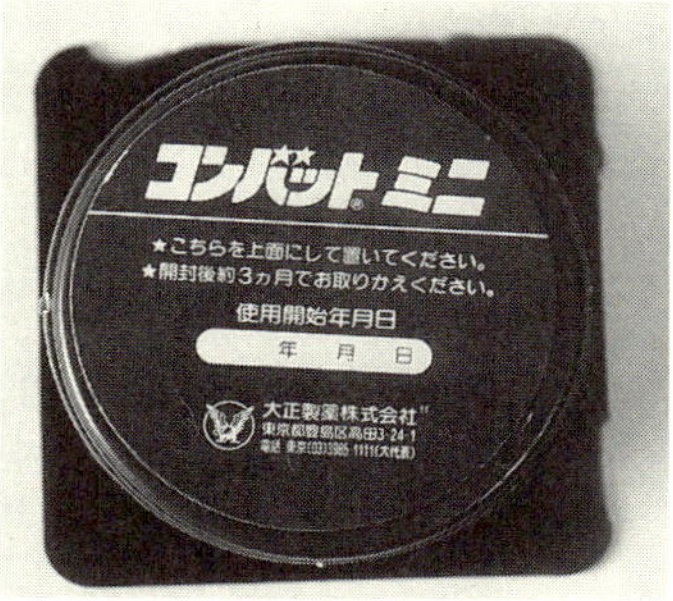

ヒドラメチルノン製剤。時代の先端をいくコンバット

ヒドラメチルノンは、そのユニークな殺虫特性の「摂糞（セップン）効果」で、戦いを有利に進めている。この摂糞効果とは、別のゴキブリが脱糞をほかの個体が食して死ぬことである。

一方のホウ酸は、地味な薬ではあるが負けてはいない。次々と新たな製剤が登場している。

中でも目を引くのは、「アースゴキブリホウ酸団子」や「フマキラーホウ酸団子半なま」など。それぞれ工夫を凝らした優れものである。ことに「半なま」は、

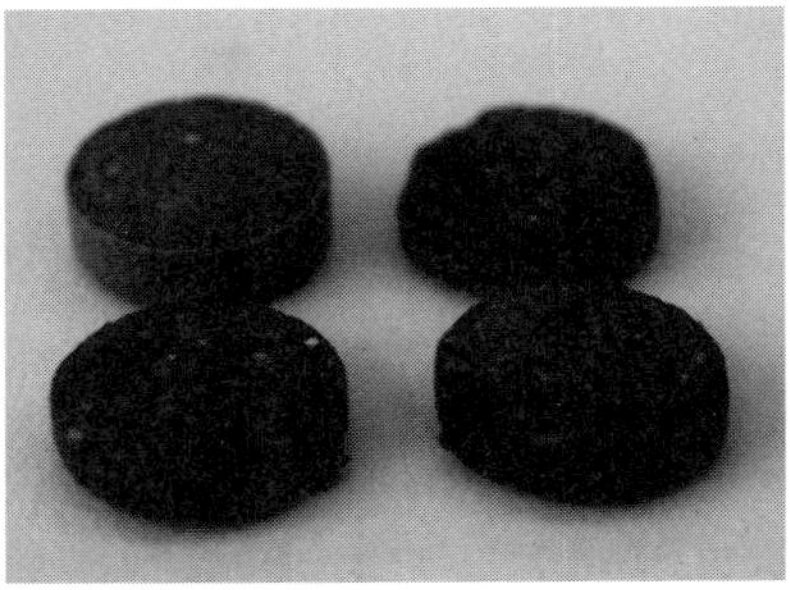
誤飲防止の黒いホウ酸錠剤

心にくい発想であろう。

　ホウ酸剤は、華やかなブランド力はないが、水面下で強い支持があり、広く静かに、その領域を広げている。製品的メリットは、安いということにもあるようだ。安さは、気楽に使用できる状況を生む。毒餌を多く設置すれば、その分、摂食チャンスにつながり効き目が出やすい。気楽に多数使用できるのは、薬剤という仰々しさがなくなるよい点である。

　社会の現状は、〝環境にやさしい〟という「殺し文句」が氾濫していて、これに助けられたのか、毒餌の時代が速やかに到来した。

　しかし、人の市場心理は多様で、毒餌だけでは飽き足りなく、少し効き目の違う製剤との連携プレーの構築が画策された。

成熟期〈平成七年頃〉

環境の都市型化が求めていた、クリーンなゴキブリ退治は、毒餌で順調な定着を見た。しかし、現実には、たかがゴキブリ退治というが、人には、あの手、この手の使い分け志向があり、一筋縄ではいかない。〝待ち〟の手法もいいが、人には、手軽で迅速な劇的効果も魅力的なのだ。

このような期待を満たすには、過去の売れ筋製剤の中身の入れ替えや外形の改変に走るのが世の常である。家庭用殺虫剤メーカーは、この技術を「製剤化技術」と称している。ただし、中身の有効成分、原体は、多くが原体メーカーが供給するものである。

劇的効果をもたらす、燻煙剤、エアゾール剤、あるいは、ほかの剤型の有効成分は、有機塩素系殺虫剤に始まり、有機リン系殺虫剤の時代を経て、いま、ピレストロイド系殺虫剤の全盛期を迎えている。

以上のように、ゴキブリ対象の殺虫剤は、変わらぬ相手を目がけて挑戦し続けているのだが、ひたすら原体の変遷に乗るだけにしか見えないのも事実である。

本当に「これでいいのか?」という反問の時代に至っている。

展望〈平成二四年以降〉

私達は、ゴキブリと称する「虫」を退治するために、さまざまな〝駆け引き〟を考え出してきた。それは、殺虫剤の撒き方に始まり、使い勝手のよさを標榜する道具立てへと展開して、アイテム、品揃えを豊かにした。

また、これも時代の変化に寄り添い、害虫駆除専門業者用（業務用）や、一般消費者を対象とした家庭用殺虫剤という分野を完成させた。

問題といえば問題なのは、このように区分するということで、製剤の多様化が進んだことである。

製剤の多様化は、消費者や被害者であるゴキブリにとって、よかったのか、あるいは無意味であったのかを考えさせられるところである。

対ゴキブリ戦争を冷静に眺めた場合、この製剤の多様化は、ただ単に市場拡大にしか過ぎなかったとも言える。

殺虫剤の本来の目的は、使用してよかったという満足感をもたらすところにあるのだ。いつしか、本来の目的を見失った〝市場〟の追いかけが課題を残した。

安い、使い勝手がよい、効き目が分かる手法、「置き去り法」と「ウィズ」がこれからも重きをなすであろう。

おわりに

わが国の生活の場の「問題虫」は、その根本には、「悪霊」や「祟り」があり、人々は何かが起こるのではないか、咬まれるのではないか、刺されるのではないか、と不安を背景に登場した。虫退治は、「御祓い」に始まり、灯火誘殺、鯨油による駆除法などと、地域に自生し、独自の文化を育てた。

もっとも身近なのが、「除虫菊」であり、わが国独自の殺虫剤科学を発達させた。日本人の器用さは、明治の開国以来あらゆる方面に、科学的技術を行き渡らせ、新たなる産業を創成し、発達させた。

そのひとつが、家庭用殺虫剤の分野であり、これが、ゴキブリ製剤へ、あるいはハエ・蚊製剤であった。

ここ四〇年の殺虫剤科学の発達はめざましい。最初のころの各社の殺虫剤開発の熱気は、研究者同士の顔が見えるような戦いであった。だから、目に見えるような技術的成果があった。

しかし、時代の変化は状況を一変させた。

今は、ただ文言の改変や市場アピールに走っているようだ。次の一手がうかがえない。
今、時代は、〝虫殺し〟ではなく、〝虫除け〟の世界を目指している。
ゴキブリ用に限らず、殺虫剤が新たな時代へ向かい始めたのだ。

【資料1】

千葉衛研報告 第一五号 一－一三 一九九一年
（千葉衛生研究所 一九九一年一二月二〇日受理）に加筆

衛生害虫防除薬剤の変遷と施用技術の進歩

林 晃史

はじめに

わが国の、今日の衛生的な生活環境は、第二次世界大戦直後の昭和二〇年代に、コロモジラミが媒介する発疹チフス患者が、三万人を越した状況からは予想もできない水準にまで整備されている。

これは、積極的な衛生行政の成果で、特に、昭和三〇年より実施された「蚊とはえのいない生活」実践運動が国民運動として推進されたことに負うところが大きいと言える。

環境整備の進む過程で、害虫の棲息状態の変化や環境の著しい変化は、都市型害虫をつくり出し、その完全防除を困難にした。しかし、このような状況は、施用技術の開発への引き金となった。

今後の対応を考える材料として昭和二〇年以降の衛生害虫の防除をめぐる社会的背景、防除薬剤、施用方法および問題害虫などの、今日への道程を解説する。

一 衛生害虫防除の歴史的背景

衛生害虫の防除が、組織的に実施されるようになったのは、明治三〇年に伝染病予防法(明治三〇年四月一一日、法律第五七号)が制定されてからである。

また、伝染病媒介昆虫の撲滅方法に対し、科学的な方向性を示し、一般や関係者に対する啓蒙活動や指導が実施されるレベルに達したのは、大正時代の後半からである。

科学的な対策の推進に寄与した代表的な資料には、次のものがあった。

ハエや蚊に関するものには、『伝染病を媒介する昆虫の撲滅方法』(陸軍軍医団報告、大正六年七月二七日、白岩六郎著)を始めとして、『蚊と蠅』(昭和一七年一二月一日、石井信太郎著)

および『蠅』（昭和一七年一二月六日、堤勝著）などが上げられる。

一方、化学的防除に関する記述については、当時の科学的水準よりみて、これ以上に望むことには無理がある。いずれも、この時代に果たした役割は大きく、近代化への礎石となった。

なお、第二次世界大戦後においては、『鼠と衛生害虫』（昭和二二年八月二〇日、野村健一・川畑愛義著）、『寄生虫と衛生昆虫』（昭和二四年三月五日、小林晴治郎著）や、『蚊とハエのいない生活』（昭和二八年八月一日、須川・橋本著）などの指導書が相次いで刊行された。

これらは、環境衛生に携わる人たちの格好の指針となった。戦後の混乱期という悪条件下のことで、その役割は、今日以上に大きかったものと言える。

以上のような蓄積があって、昭和三〇年からの「蚊とはえのいない生活」実践運動につながり、わが国の公衆衛生の発展をみるに至った。

行政的な組織的活動を支える、学問的、技術的な活動は、日本衛生動物学会や同学会内に設けられた殺虫剤研究班（昭和三四年設立）を中心に進められ、大きな役割を果たした。

特に、殺虫剤研究班は、大学・国公立研究機関の研究者、企業の研究者などで構成され、殺虫剤の研究開発や応用についての討論の場となり、防疫殺虫剤の発展に大きく寄与した。中でも、その時代が必要としている防疫薬剤の在り方や進むべき方向を示唆したことなどは高く評価されている。

殺虫剤研究班の歴史は、防疫殺虫剤の歴史でもある。同研究班において、中心的役割を果た

表1 防疫殺虫剤の発展に関与した殺虫剤研究班とその運営の背景

年度	委員長	委員（指名委員は含まれていません）	事務局所在地
34～37	鈴木 猛	大串晃治・奥田四郎・平社俊之助 池庄司敏明・井上義郎・喜島 功 紡方一喜・安富和男	東京都港区芝白金台町1の39 東京大学 伝染病研究所 寄生虫研究部
38～43	安富和男	鈴木 猛・紡方一喜・武衛和雄 和田 明・大串晃治・酒井清六 相馬駿一・池田安之助・奥田四郎 尾崎 博	東京都品川区上大崎長者丸284 国立予防衛生研究所 衛生昆虫部
44～49	武衛和雄	安富和男・鈴木 猛・井上義郎 前田 理・池田安之助・林 晃史 大串晃治・長沢純夫・高木梅作 尾崎 博・奥田四郎	大阪市東成区森町南1の76 大阪府立公衆衛生研究所
50～60	林 晃史	紡方一喜・安富和男・塚本増久 井上義郎・水谷 澄・武衛和雄 森谷清樹・海野登久子・辻 英明 池田安之助・平社俊之助 坂井道彦・大串晃治・田原雄一郎 藤戸貞男・勝田純郎	千葉県千葉市 仁戸名町666の2 千葉県衛生研究所
61～H2	三原 実	武衛和雄・紡方一喜・安富和男 水谷 澄・辻 英明・森谷清樹 塚本増久・池田安之助・前田 理 田原雄一郎・大串晃治・坂井道彦 斎藤哲夫・海野登久子・林 晃史 和田義人・勝田純郎・田中生男 平社俊之助	東京都品川区 上大崎2丁目 国立予防衛生研究所 衛生昆虫部
H3（現）	水谷 澄	武衛和雄・紡方一喜・安富和男 水谷 澄・辻 英明・森谷清樹 塚本増久・池田安之助・大串晃治 海野登久子・田原雄一郎 坂井道彦・斎藤哲夫・平社俊之助 和田義人・勝田純郎・田中生男 林 晃史・前田 理	神奈川県川崎市 四谷上町10の6 日本環境衛生センター

した人達や研究班の機関誌「殺虫剤研究班のしおり」の編集、発行を行った事務局を整理すると表1のごとくである。

昭和三六年には、殺虫剤を開発製造する企業の団体として、「防疫殺虫剤協会」が発足し、殺虫剤の適正な普及に大きく寄与した。

その後、環境が整備され都市化が進む中で、殺虫剤の安全性や施用技術についての現状について疑問が持たれるようになった。その一つとして、昭和五六年には伝染病予防法基準等検討委員会が発足し、使用薬剤や器具などについて検討が加えられた。

また、殺虫剤の安全性が議論されたなかで、施用方法についても問題があることが明白にされた。この機会に、それまで遅れていた「施用法」の研究が始められた。

具体的には、昭和五七年に「日本ＵＬＶ研究会」が発足し、現状に合った施用方法について、積極的な研究が開発され、施用技術は飛躍的な発展をとげた（4）。

以上のような過程を経て、今日の「都市型害虫管理」の時代を迎えたのである。

二　戦後の混乱期の殺虫剤

昭和二〇年を境にして、わが国の社会状況は大きく変化した。従って、衛生行政も例外ではなく、新しい時代を迎えた。

今日の衛生的環境づくりの発端は、昭和二〇年九月に、ＧＨＱから「公衆衛生に関する件」という覚書であった。これによって、行政機構が整備され、非衛生的な環境の改善に組織的な取り組みが見られるようになり、地域ごとの衛生活動が活発化した。

しかし、昭和二〇年代のわが国には、防疫殺虫剤の保有はなく、防疫活動に必要な薬剤のすべては、ＧＨＱに依存した。

この時期に重要な役割を務めたのが、有機塩素系殺虫剤のＤＤＴであった。これは、国民の多くが、人体に直接散布された体験を持ったもので、殺虫剤の威力を肌身で確認した。

まもなく、殺虫剤の自給自足の努力が進められるが、当初は品質が劣った。品質の確保は、ＧＨＱ基準（ＷＨＯ基準）によりＤＤＴ一〇パーセント粉剤やＤＤＴ五パーセント油剤が国産化されるようになったのは、昭和二五年からである。

このような努力もあって、防疫活動は円滑となり、年間七億から八億円の予算で、市町村が殺虫剤などを準備し、公共発生源対策をとることになった。この状況は、表2の東京都（二三区）における殺虫剤の使用対象や使用実績でもうかがえる。ここでは、ＤＤＴ製剤の果たした役割の大きさも伺える。また、シラミ用として昭和三四年まで、ＤＤＴが活躍したことも興味深い。

さらに、当時の貿易活動のモデル地区であった、川崎市における薬剤の使用傾向を見ると、図1のごとくである。

表2 東京都（23区）における防疫用殺虫剤の年間使用量

10%DDT 粉剤	171.89t	s20〜34年	シラミ	使用量実績
5%DDT 油剤	122,042缶	21〜29	蚊の成幼虫、ハエ	24〜34年
				24〜29
防虫菊乳剤	173,792缶	21〜32	蚊、ハエ幼虫	24〜32
1% リンデン粉剤	50.03t	28,30,32,33	シラミ	
5%DDT 0.2%リンデン 混合油剤	161,696缶	29〜40	蚊、ハエ成虫	
オルソ剤	15.81t	30〜33	ハエ成虫	
50%DDT 水和剤	10.48t	31〜35	ドクガ幼虫	
10% リンデン乳剤	41,916缶	31〜36	蚊、ハエ幼虫	
5% ディルドリン乳剤	0.2缶	33	蚊、ハエ幼虫、ゴキブリ	
40%DDT 1.6%リンデン 混合ペースト	0.05t	33	ブユ幼虫	
20% マラソン乳剤	90,410缶	36〜40	蚊、ハエ幼虫	
10%DDT 0.5%リンデン 混合粉剤	0.96t	40	ハエ成幼虫	夢の島、イエバエ対策
12%DDT 2%リンデン 混合油剤	121缶	40	蚊、ハエ成虫	フォッグ用
0.3% DDVP 油剤	372缶	40,42,46,47	蚊、ハエ成虫	
1% フェニトロチオン油剤	9,611缶	41〜47	蚊、ハエ成虫	
10% フェニトロチオン乳剤	319缶	43〜47	蚊、ハエ幼虫	

東京都衛生局公衆衛生部防疫課

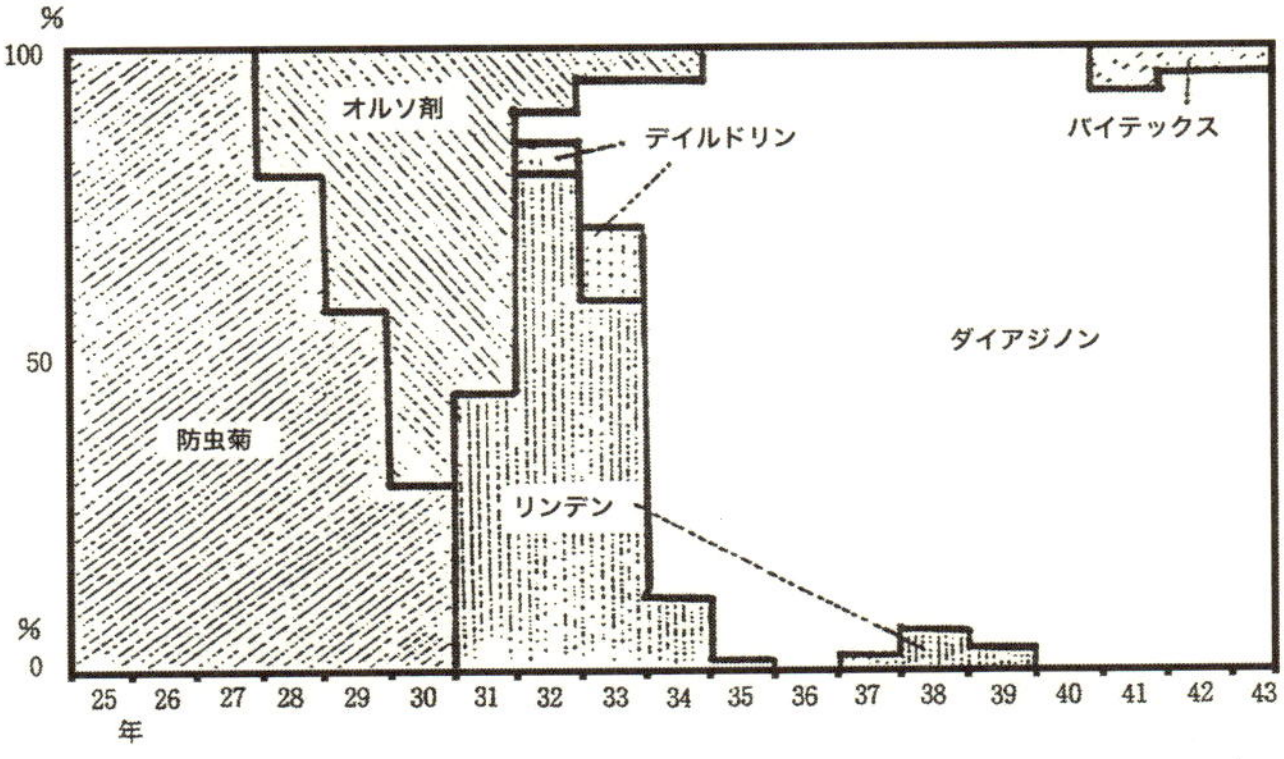

図1　神奈川県川崎市における防疫用乳剤の使用傾向（和田 明、1970）

図1によると、昭和三〇年頃までは、除虫菊製剤によるボーフラ対策に力が注がれ、有機リン剤の登場により、広域防除に展開したことがうかがえる。

わが国の組織的な、殺虫剤によるベクターコントロールは、DDTとBHCによって開始され、着実に成果をあげつつ、従来の除虫菊製剤に塩素剤の混合製剤の段階にいたり、一層の成果をあげた。

害虫防除に、殺虫剤の比率が高くなるにしたがい、品質の確保が重要な課題となった。昭和二五年に製薬課長通達が出され、殺虫剤を製造しようとする際は、製品の規格および試験法を付けることが義務づけられるようになった。この時点で、殺虫剤の戦後の混乱期を終えたと言える。

三 防疫殺虫剤の動向

昭和二六年に、リンデン（γ-BHC）が上市されたが、これは、わが国で戦後、最初に製造された殺虫剤である。しかし、実はリンデンが昭和二四年頃より防疫用として、一部市場に流通していた事実がある。

昭和三〇年四月一四日付、薬発第一二三号において、殺虫剤許可基準の通知が施行され、どこの製品であっても、安心して使用することができるようになったのだった。

この時代には、五パーセントＤＤＴ油剤、一〇パーセントＤＤＴ粉剤、三〇パーセントＤＤＴ乳剤、五〇パーセントＤＤＴ水和剤、〇・五パーセントγ‐ＢＨＣ油剤、一パーセントγ‐ＢＨＣ粉剤、一〇パーセントγ‐ＢＨＣ乳剤、一〇パーセントγ‐ＢＨＣ水和剤および三〇倍用防虫菊乳剤であった。

その後、殺虫剤指針が作成される昭和三五年までに開発された殺虫剤は、ピナミン、マラソン、ＤＤＶＰ、ディルドリン、ダイアジノン、クロルデンの六種類である。

伝染病予防法にもとづく、「そ族昆虫駆除事業」の中で使用する殺虫剤の品質確保は、殺虫剤指針に負うところが大きい。したがって、殺虫剤指針は、その時代の殺虫剤の動向を示すといえる。この指針の沿革を整理すると表3のごとくである。

殺虫剤の原体数は、昭和二〇年のＧＨＱに依存した当時、ＤＤＴとＢＨＣの二種類であったのが、今では二六原体を収載する状況となった。

この道程において、殺虫剤の発展に大きな影響をおよぼしたでき事には、次のことがあった。

＊昭和四六年、有機塩素系殺虫剤の製造輸入および販売中止と「二一〇四」通知。

＊昭和四九年、エアゾール剤に塩化ビニールモノマーの使用禁止。

＊昭和六〇年、伝染病予防法の一部改正で、そ族昆虫駆除吏員の必置がなくなる。

表3　殺虫剤の製造の基準となった殺虫剤指針の沿革

年（版）	殺虫剤収載状況
昭和35年（初版） （薬発第266号、S.35年6月1日）	製剤は、ジョチュウギクエキス乳剤以外全て塩素系 原体　4品目 ┐ 製剤 10品目 ┘ 計14品目収載
昭和37年（第一回改正）	有機リン系殺虫剤製剤9品目とデイルドリン製剤3品目新規収載 原体4品目 ┐ 製剤22品目 ┘ 計26品目収載
昭和38年（第二回改正） （薬発第531号、S.38年10月10日）	原体（クロルデン、ディプテレックス）2品目及びクロルデン製剤3品目、ディプテレックス製剤3品目、塩素系条同士の混合製剤2品目、塩素系・有機リン系混合製剤13品目を新規収載 原体6品目 ┐ 製剤42品目 ┘ 計48品目収載
昭和40年（第三回改正） （薬発第646号、S.40年8月16日）	有機リン系殺虫剤15品目新規収載 原体10品目 ┐ 製剤53品目 ┘ 計63品目収載
昭和53年（第四回改正） （薬発第943号、S.53年8月1日）	塩素系殺虫剤32品目消除、有機リン系及びピレスロイド系殺虫剤29品目を新規収載 原体19品目 ┐ 製剤41品目 ┘ 計60品目収載
平成2年（第五回改正） （薬発第308号、H.2年3月26日）	旧有機リン系及びピレスロイド系殺虫剤21品目消除、28品目（有機リン系及びピレスロイド系の他に、昆虫成長抑制剤メトプレン、ジフルベンズロンも含む） 新規収載 原体26品目 ┐ 製剤41品目 ┘ 計67品目収載

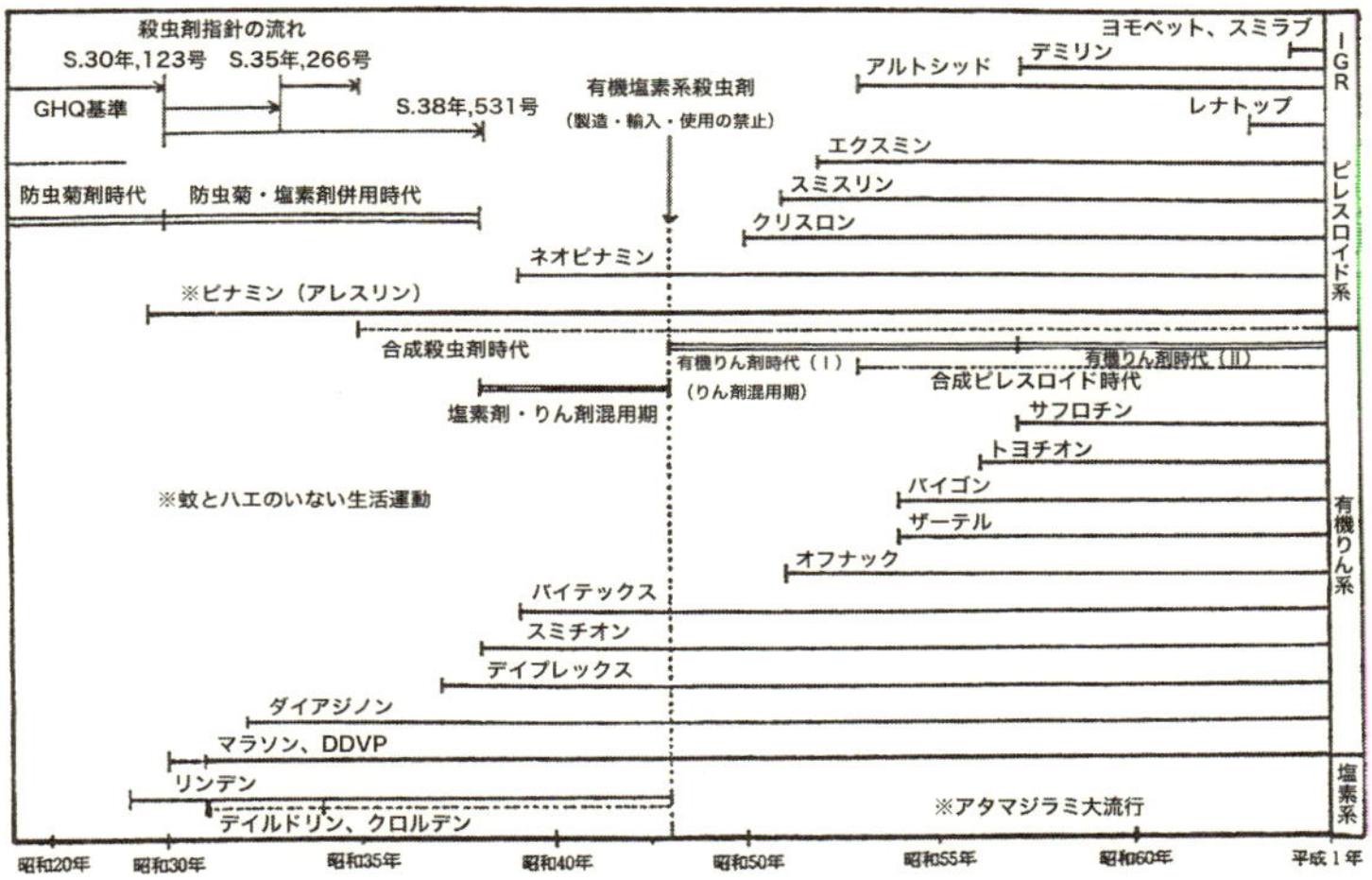

図2 日本の戦後における主要な貿易用殺虫剤の使用傾向（昭和20年〜平成2年）

最も大きな影響を与えたのは、有機塩素系殺虫剤に対する処置であった。

これを契機として、低毒性有機リン剤、ピレストロイド系殺虫剤などの開発に重点が置かれた。

戦後における、わが国の防疫殺虫剤の原体開発傾向を整理すると、図2のごとくである。また、主要原体の使用動向を整理すると図3のごとくである。

昭和五五年移行より、主要成分の低毒化が進み、使用原体量の減少化傾向が顕著となった。今日では、さらに進んで無農薬化への指向が強まっている。

四　防疫殺虫剤の動向

環境整備が進まない時期における、ベクターコントロールに課した殺虫剤の役割は大きく、今日なお、その必要性は高い。

　しかし、経済の高度成長にともなう産業構造の変化は、殺虫剤の使用場面を大きく変えた。たとえば、大型化される、ゴミ埋立地や鶏畜舎などは、ハエ類の異常多発性をもたらせ、そのための殺虫剤の多量散布、頻回散布は殺虫剤抵抗性問題を生んだ。

　また、住宅街に近接する、大型化した施設や公共発生源などへの必然的な多量散布は、人畜に対する安全性や環境汚染などの恐れも生じ、大きな社会問題に発展した。

(一)殺虫剤抵抗性問題

殺虫剤抵抗性については、戦後間もなく安富（一九六四）(15)が、シラミ類のＤＤＴ抵抗性

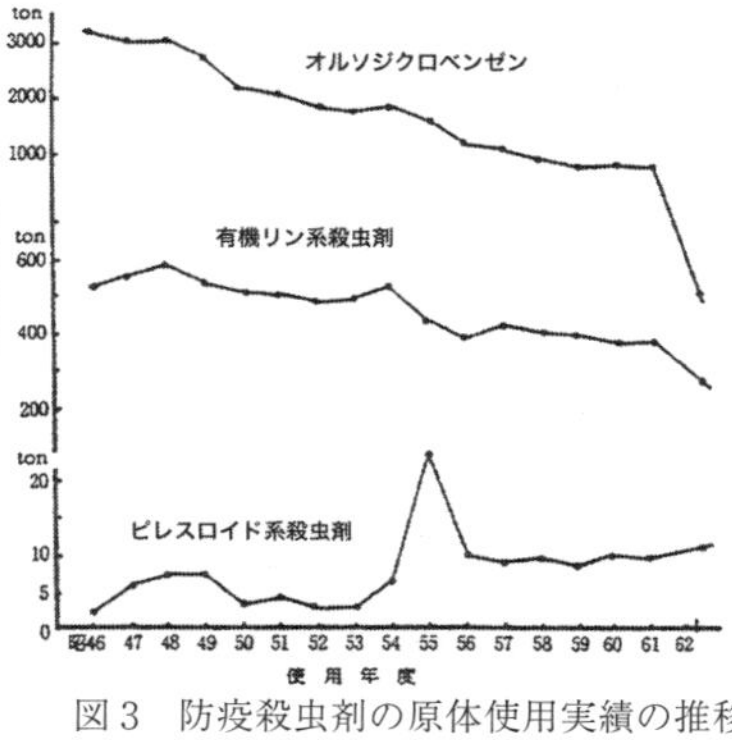

図３　防疫殺虫剤の原体使用実績の推移

や彦根産イエバエのＤＤＴ抵抗性の発達について報告して以来、林（一九八八）の衛生害虫のピレスロイド抵抗性の総説まで、多くの報告がある(14)。

殺虫剤抵抗性は、有機塩素系殺虫剤に始まり、有機リン系殺虫剤からピレスロイド系殺虫剤におよんだ。なお、最近のイエバエの抵抗性の概況を整理すると、図４のごとくである。イエバエのピレスロイド剤や有機リン剤に対し、抵抗性の発達が問題になる地区は、九州南部、関東周辺および東北は山形、宮城を中心とする地区であった。いずれの地区も畜産と密接な関係が認められた。このことは、抵抗性の発達は、経済活動が大きく関与することを示唆する。

対策については、新しい殺虫剤の開発、殺虫剤のローテーション、協力剤の混用および薬剤施用システムなどの開発で、問題を最小限度に止めている。現在、最も有効な手段は、ＩＧＲ剤を含めた薬剤施用システムとされている。

(二)安全性問題

今日の安全性問題は、昭和三八年に「生活環境施設整備緊急五カ年計画」も軌道に乗り、衛生的環境づくりが、より確かなものになったころに原点がある。

この時代から、起業由来の環境中に放出される有害化学物質に対する一般の関心が高まった。また、農薬に対する不安感は、昭和四五年頃から長野県佐久地域で、「有機リン剤中毒（佐久の

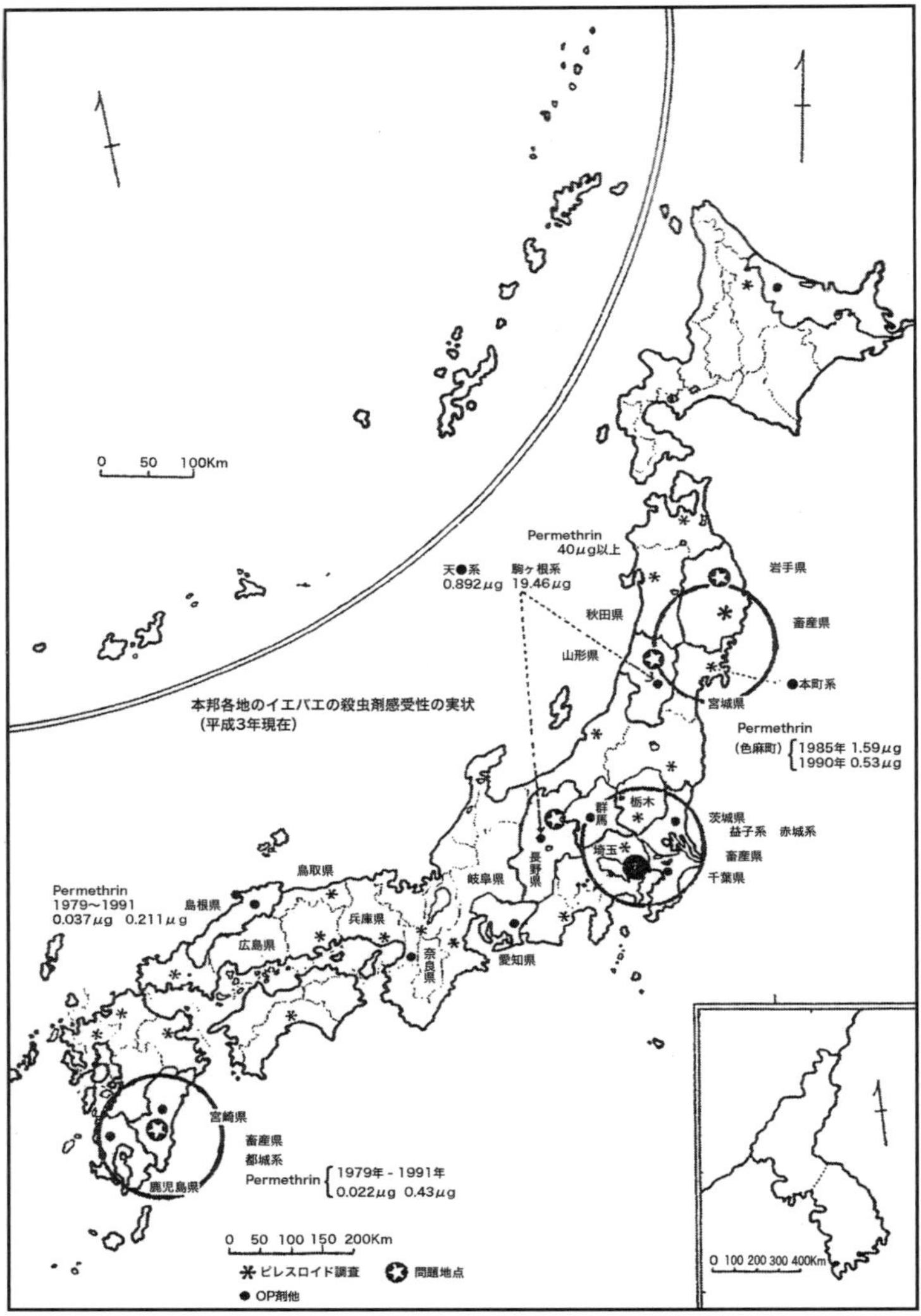

図4 本邦各地のイエバエの殺虫剤感受性の実状（平成3年現在）

奇病)」が問題になって以来高まり、今日の「ゴルフ場農薬問題」に発展した。

多くの殺虫剤は、いずれも温血動物に対し、何らかの毒性を有するもので、その取り扱いには十分な注意が必要である。したがって、人畜に対する安全性の確保には、可能な限り毒性の低い化合物の開発、安全な取り扱い方法の検討、特殊製剤の開発などにより、その目的を果たしつつある。

その一つとして、新しいピレストロイド剤、従来の殺虫剤と作用機構の異なる殺虫剤(昆虫成長調整剤など)の開発、マイクロカプセル剤(MC剤)、間歇(かんけつ)自動噴霧法(ULV処理)などがある。このような殺虫剤開発の歴史とその背景を整理すると表4のごとくである。

昭和四八年代から「効く殺虫剤」から「安全な殺虫剤」へと方向の転換がみられ、抵抗性問題についても視点の変換がみられるようになった。

五 今日の害虫管理の方向

昭和五〇年代に入り、日常生活の周辺は著しく衛生的な状態となった。また、害虫に対する一般の認識も、伝染病媒介者(ベクター)から不快者(ニューサンス)に変わった。

以上のような今日的背景の変化は、防除思想や殺虫剤の散布技術の見直しを必要にした。特

西暦	年月	開発殺虫剤	学会、業界などの社会的背景
1975	50	ブロモホス上市	「殺虫剤抵抗性研究の反省と将来展望」（殺虫剤研究班シンポジウム）
	51	オフナツク上市	「再び、衛生害虫の殺虫剤抵抗性をめぐって」（殺虫剤研究班シンポジウム）
		スミスリン上市	
		エクスミン上市	ドルショック・戦後最大の不況
			「殺虫剤と散布技術をめぐって」「PCO 関係者の殺虫剤」（殺虫剤研究班シンポジウム）
	53	アルトシッド上市	「殺虫剤指針」改正、塩素系 32 品目削除・29 品目新追加で、60 品目収載。
			「殺虫剤抵抗性イエバエの防除について - 薬剤の用法・用量について -」
			「ゴキブリの駆除」（殺虫剤研究班シンポジウム）
	54	バイゴン上市	殺虫剤研究班 20 周年記念大会開催（特別講演：農薬の変異と原性と毒性、衛生昆虫と生活活性物質）。WHO 天然痘根絶宣言
1981	55		殺虫剤の使用期限を表示する品目の決定
			「ピレスロイド系殺虫剤のフラッシング効果」（殺虫剤研究班シンポジウム）
			厚生科学研究「集団生活の場におけるシラミ類の薬剤感受性および予防対策に関する研究」を実施
	56	トヨチオン上市	「最近におけるゴキブリの薬剤感受性とその対策」（殺虫剤研究班シンポジウム）
			厚生科学研究「ごみ埋立地に発生するねずみ・衛生害虫の生態学的・化学的防除に関する調査研究」（昭和 56,57 年）
	57	サフロチン上市	殺虫剤中毒救急センター設立
		デミリン上市 *	厚生科学研究「便所で使用される殺虫剤等の分解性並びに環境影響に関する調査研究」（昭和 57 ～ 59 年）
			「新しい害虫駆除剤、IGR を考える」（殺虫剤研究班シンポジウム）
			日本 ULV 研究会発足（8 月 18 日）
			NPCA 大会（トロント市）でテーマ講演を行う（林晃史）
	59	ネオピナミン -F 上市	ドライクリーン殺虫剤研究会発足（11 月 5 日）
			「室内じん中ダニ類とその防除をめぐって」（殺虫剤研究班シンポジウム）
1985	60		伝染病予防法一部改正で、そ族昆虫駆除吏員の必置がなくなる。
			都市型害虫研究会発足（8 月 15 日）
			科学万博 “つくば”85 が開催される。
			「家庭用殺虫剤の作用特性 - その効用と限界」（殺虫剤研究班シンポジウム）
			殺虫剤研究班事務局、千葉より国立予研に移管する。
	61		伝染病予防法一部改正で、指定薬品が大幅に改訂される。
			「衛生害虫駆除での Baite 剤の検討」（殺虫剤研究班シンポジウム）
	62		厚生省「ダニ問題研究会」発足
			不快害虫用殺虫剤協議会発足
			「ゴキブリの駆除効果をより高めるために」（殺虫剤研究班シンポジウム）
	63	レナトップ上市	“室内じん性ダニ類防除剤”薬事法で規制される。
			「殺虫剤による室内じん中のダニ駆除について」（殺虫剤研究班シンポジウム）
	H1 年	トリフルムロン上市	殺虫剤研究班 30 周年記念大会開催
		スミラブ上市	『殺虫剤指針』改正、21 品目消除、新規 28 品目、53 品目収載。
			「IGR 剤による各種害虫防除」（殺虫剤研究班シンポジウム）

表4 日本の戦後における防疫殺虫剤の開発動向とその社会的背景

西暦	年月	開発殺虫剤	学会、業界などの社会的背景
1945年	S20年	DDT国内登場	
	21	BHC国内登場	
	25		医薬品の製造承認を厚生省に申請する際に要する規格および試験法が義務づけられる(製薬課長通達)。
	26	リンデン上市	昭和24年頃には防疫用として一部市場に流通していた。
1955	30		経済の高度成長で産業が近代化をたどる。 「蚊とハエのいない生活実践運動」が国民運動として推進される。
	31	DDVP上市 デイルドリン上市	
	32	ダイアジノン上市	
	33	クロールデン上市	
	34		日本衛生動物学会内に「殺虫剤研究班」が設置される(鈴木猛委員長)
1960	35		『殺虫剤指針』刊行、14品目収載。殺虫剤の品質管理が近代化する。
	36		「薬事法」施行され、殺虫剤製造の法的規制が確立。 『殺虫剤指針』改正、26品目収載。
	37	ディプテレックス上市 ナンコール上市 ジブロム上市	
	38	スミチオン上市	『殺虫剤指針』改正、48品目収載。
	39	バイテックス上市 ネオピナミン上市	東京オリンピック大会開催
1965	40		『殺虫剤指針』改正、63品目収載。東京都「夢の島」でハエ大発生し話題に。公害問題の摘発が始まり、富山市のイタイイタイ病が問題に。
	41		ねずみ駆除協議会発足
	43		日本害虫防除連合会(PCO)発足 公団住宅でケナガコナダニ大発生で話題に。
1970	45		日本万国博覧会開催 「有機塩素系殺虫剤をめぐる諸問題」(殺虫剤研究班シンポジウム)
	46		DDVP製剤の使用期限の表示義務づけ 塩素系薬剤の製造輸入及び販売中止。 承認申請資料に関する「204通知」で塩素系殺虫剤はなくなる。 「殺虫剤の公害」「環境汚染と衛星害虫の生態」(殺虫剤研究班シンポジウム) 「有機リン殺虫剤の有効性および安全性」業界でパンフレット発行(林)
		アベイト上市	「殺虫剤における問題点:現状と将来、混合剤」(殺虫剤研究班シンポジウム)
	48	サイノック上市	「防疫用殺虫剤の再評価」「殺虫剤は環境汚染にどうかかわり合っているか」(殺虫剤研究班シンポジウム)
	49	ピナミン-F上市 クレカルビン上市	オイルショックにより殺虫剤原価が高騰する。 エアゾール剤に塩化ビニールの使用禁止となる。 「殺虫剤抵抗性調査における問題点」(殺虫剤研究班シンポジウム)
1975	50	クリスロン-F上市	殺虫剤研究班事務局を千葉県衛生研究所に移管(林晃史委員長)

に、施用技術に関しては、ＰＣＯ（害虫駆除専門業者）のレベル・アップと併行して重要な課題となった。

この事は、昭和五二年に、殺虫剤研究班（委員長 林 晃史）で、「殺虫剤と散布技術をめぐって」と「ＰＣＯ関係者の殺虫剤」のテーマで、シンポジウムが組まれるなど、技術開発の方向性を示したことでも明かである。

（二）問題害虫

一般住民から衛生研究所など公的機関に相談のあった、「虫」を相談件数順に整理すると次のごとくである。

昭和五五年は、一位がハエ、二位蚊、三位ダニ、四位シロアリ、五位がゴキブリであった。平成二は、一位がハエ、二位ハチ、三位蚊、四位ユスリカ、五位ケムシの順で、ダニやシロアリがこれについだ。

住民からの相談は、いずれもハエが一位を占めているが、どれも自宅を発生源とするものではなく、ごみ埋立地や鶏畜舎周辺の住民であった。

一方、害虫駆除専門業者（ＰＣＯ）が、駆除作業を実施した作業件数の順位からみると、一位がゴキブリ、二位ネズミ、三位ダニ、四位シロアリで、これに続くのがハチやチョウバエであった。

以上の通り、問題害虫は、苦情と防除のレベルでは、内容が大きく異なる。ハエは、被害者として問題解決を求め、ゴキブリは経済活動の阻害要因となるため、要防除種に位置づけられる。なお、今日では、チョウバエやユスリカなどの昆虫群が、都市型害虫として、要防除害虫に位置づけられるようになった。

(二)防除思想

今日の生活圏は、高層集中型と高深度地下型では、いずれも集合化した閉鎖型の環境である。このような環境下における害虫防除は、従来と異なった制約への配慮が必要となった。その制約のひとつは、作業環境が狭小・複雑化しており、器物器材への汚損防止や火災などに対する配慮が必要となった。また、作業者への安全管理については、特に注意を要する状況である。

以上のような状況下で、特に配慮すべきことは、「清潔」「安全」「省力的」という条件で、これを満たす方法が必要となった。

なお、今日の都市型環境下の防除思想を整理すると次のごとくである。

(一)作業現場は「都市型環境」である。

(二)防除の考え方は、「駆除」から「管理」へと変化した。

(三)施用方法は、「ウェッタブル」(低濃度多量散布)から「ドライ」(高濃度少量散布)に変

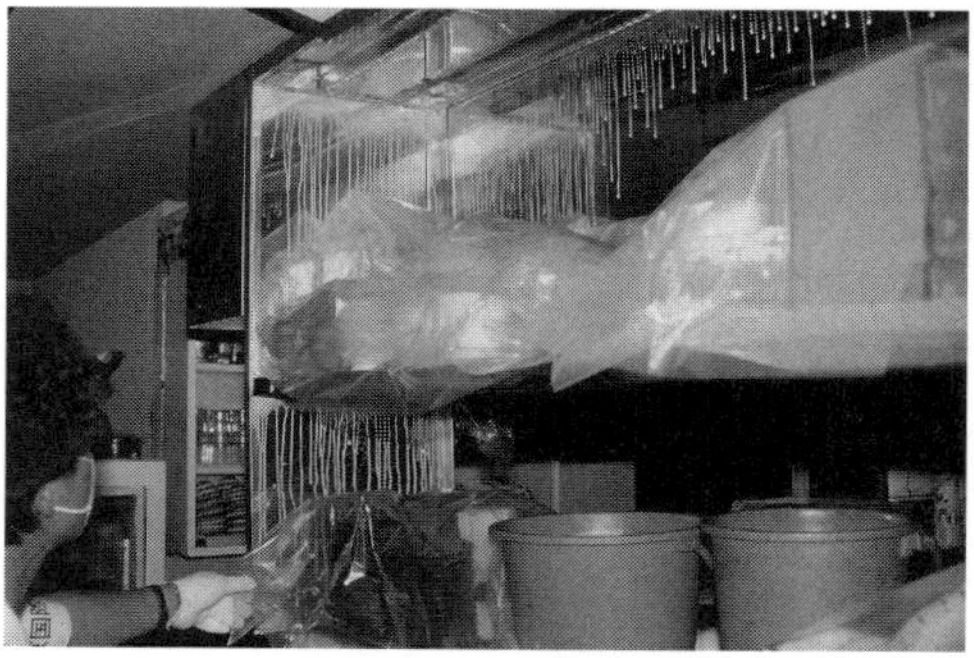

難防除性を高めた、今日の室内環境

わった。

(四)処理場所は、「面」から「点」へ、さらに「間隙」へと変わった。

この状況下で、害虫駆除に際し、常に念頭に置かなければならない仮題は、〝住民運動は「無農薬防除(省薬防除)」を指向している〟ということである。

(三)防除技術

現状に則する「害虫管理法」は、清潔・安全・省力的でなければならない。この目的にそう施用技術の研究は、昭和五四年代から次の方向で着手された。

その目指すところは、(i)環境を汚さず迅速に効果をあげる。(ii)低密度に下げたレベルを維持継続することである。

現在、推進されている施用技術の研究は、その方法ごとに研究会が組織され、それぞれで基礎研究、実地試験を重ねて、会員による定期的な報告会を開くとともに、機関誌を発行するなどして推進されている。これには、次のものがある。

（一）　日本ＵＬＶ研究会（会長 林 晃史）…ＵＬＶ処理という
（二）　ドライ・クリーン殺虫法研究会（会長 林 晃史）…ドライ処理という
（三）　都市型害虫研究会（会長 林 晃史）…置き去り法（設置法）という

以上であるが、いずれも実用化され、ＰＣＯの現場の主要技術となっている。なお、これらの施用技術の進歩は、新しいピレストロイド剤の開発や特殊製剤（ＭＣ剤）の開発に負うところが大きい。

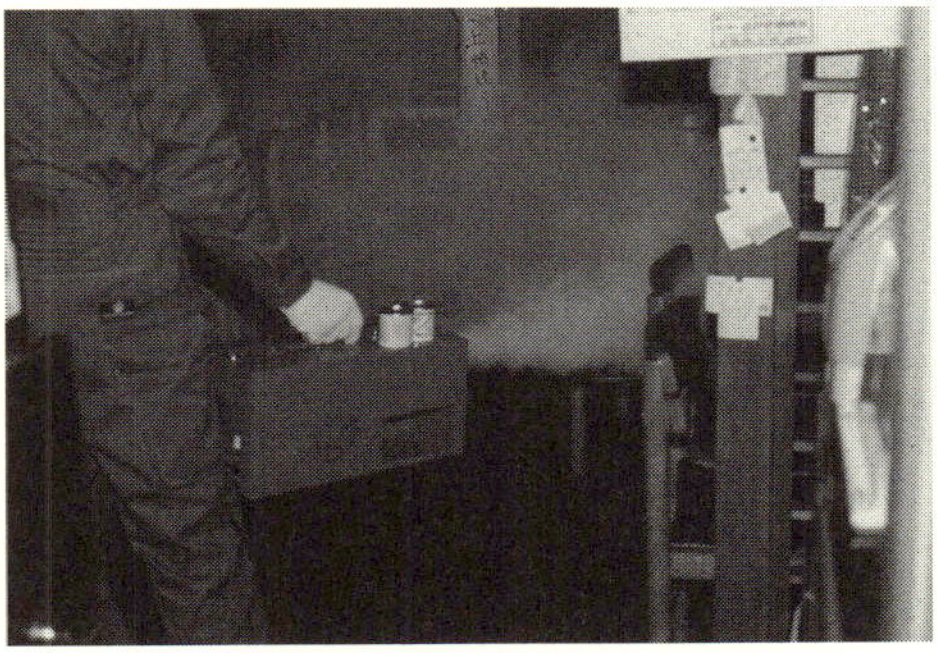
水を使用しないドライ処理の典型的な処理方法

ＵＬＶ処理

ＵＬＶは、Ultra Low Volum の略で、高濃度少量散布のことである。この目的とするところは、使用薬剤は可能な限り補助剤を減らし、高濃度の主成分を少量散布で防除効果を上げることである。

特徴は、噴霧粒子径が特定範囲（五〜一〇μ）に設定され、虫体への摂食効果を高め、間隙到達性を高めている点である(12)。特に、飛翔性昆虫に対して速効性が高く、潜伏性昆虫に対して追い出し効果が高い。

ドライ処理

ドライ処理は、ＤＣ殺虫法ともいう。この特徴は、殺虫剤を水で希釈して散布する必要がなく、したがって、建材や器物を汚損する危険性がすくない（８）。また、応急的な処置に適し、害虫の棲息密度が低いところでは、利用価値が高い。

置き去り法

置き去り法は、設置法ともいう（９・11）。この特徴は、殺虫剤の噴霧や散布を実施しにくい施設で使用できることである。これは、食毒成分を特殊な容器に加工したもので、主成分が環境中に散逸しない。ほかの方法で、害虫の全体の棲息密度を下げた条件下では、効力の持続性を高める。病院、乳幼児の施設、飲食施設で安全に使用できる。

以上の方法を組み合わせて作業を行うと、経済的で安全な害虫管理ができる。各方法とも、都市型環境下での安全で、有効な処理方法である。

六 年間管理システム

戦後からのベクターコントロールは、先に述べた経過をたどり、現在の「都市型害虫管理」

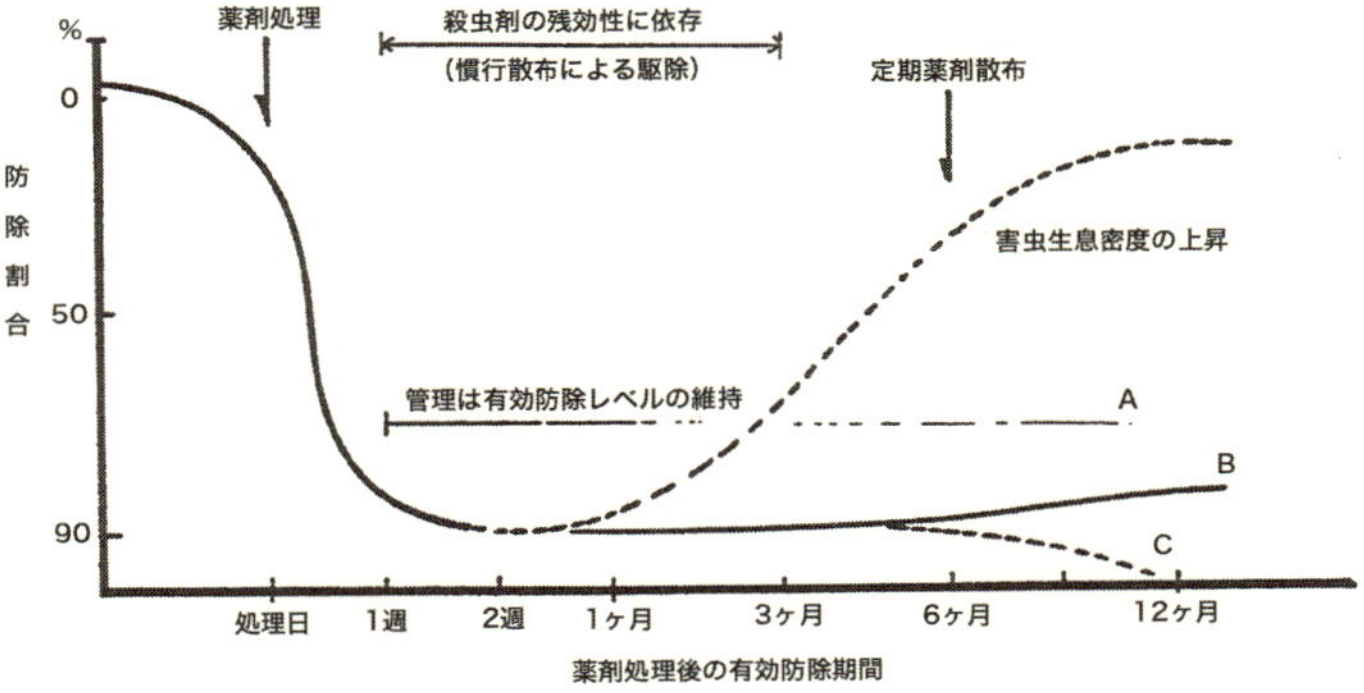

図5 殺虫剤による化学的防除による害虫駆除および管理の在り方

の時代となった。

近年における、大規模高層建築物の増加は、その利用者を激増させた。このような特殊な環境下での室内環境確保は、重要性を増し、より科学的管理が必要となった。

特に、今日のビル環境下では、従来の画一散布が困難で、その効果も期待できない。以上のように、今日的管理法の必要性から、新しい管理システムが構築された。

これは、日本ＵＬＶ研究会、ドライ・クリーン殺虫法研究会および、都市型害虫研究会で行った基礎実験や実地試験の結果をもとに構築された。基本的な考え方は、図５に示すごとくである。

都市型害虫あるいは、ビル環境での優占種であるゴキブリを例にして、その管理方法と使用薬剤についてまとめたものが、表５である。

図５の管理の（Ａ）レベルの維持や（Ｂ）レベ

表5　都市型環境下におけるゴキブリ棲息密度と適切な施用方法モデル

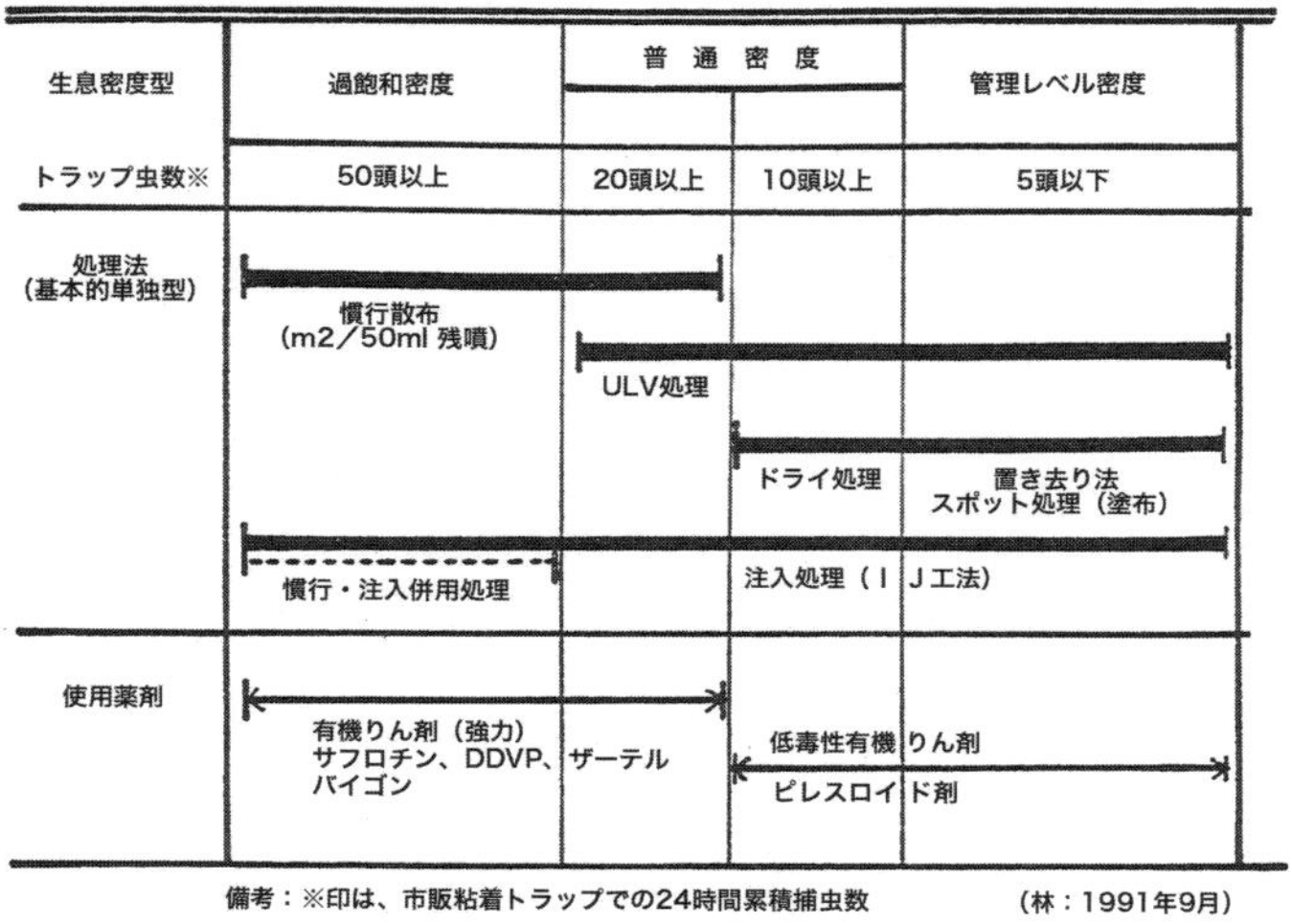
生息密度型
過飽和密度
普　通　密　度
管理レベル密度
トラップ虫数※
50頭以上
20頭以上
10頭以上
5頭以下
処理法
(基本的単独型)
慣行散布
(m2／50ml 残噴)
ULV処理
ドライ処理
置き去り法
スポット処理（塗布）
慣行・注入併用処理
注入処理（ＩＪ工法）
使用薬剤
有機りん剤（強力）
サフロチン、DDVP、ザーテル
バイゴン
低毒性有機りん剤
ピレスロイド剤
備考：※印は、市販粘着トラップでの24時間累積捕虫数
（林：1991年9月）

ルの維持をドライ処理や置き去り法によれば、難防除性を解決し、経済的な管理を可能にもした。

なお、ＭＣ剤の併用は、(Ｃ)レベルの管理を可能にした。計画的な年間管理システムの運用は、各種の実験結果によって構築されているので、その成果は高く、多くの現場に普及、定着しつつある。

おわりに

戦後における衛生害虫の殺虫剤による科学的防除は、昭和二〇年九月、ＧＨＱからの「公衆衛生に関する件」の覚書により、わずかにＤＤＴ製剤を用いて出発した。その後、国内が安定し、経済の高度成長に伴い、環境整備も進み、衛生的な環境となった。

昭和三〇年代の市町村における地区衛生斑の活動は、そ族昆虫駆除事業を成功させ、害虫防除の主体を個人防除のレベルにまで推し進めた。

反面、都市化の進展は、生活様式の多様化やビル環境を激増させ、この衛生的管理に高度な専門技術を必要にさせた。このことは、害虫駆除専門業の育成と技術者の養成を急がせ、害虫防除に新たな方向を開いた。

防疫殺虫剤も、殺虫剤指針の制定により、その品質が確保された。また、殺虫剤の種類も増え、今では、二六原体、製剤も四一品目に達した。

使用薬剤の増加は、人畜に対する安全性が問題になることもあったが、製剤の工夫改良、施用技術の改良で安全確保の努力が続けられている。

現在の都市化は、害虫防除を都市型害虫管理の方向に脱皮、発展させた。今や、害虫防除は、問題が発生してからの対応ではなく、問題を起こさせないための年間管理の時代を迎えた。

戦後四六年の努力は、安全性の高い殺虫剤を開発し、都市型化への対応技術を生み、都市型害虫管理をより確かなものにした。

管理技術、7（6）：8 － 4。
13. 林 晃史（1989）：問題害虫と防除薬剤、環境管理技術、9（2）：1 － 8。
14. 林 晃史（1989）：衛生害虫の Pyrethroid 抵抗性の現状と対策、千葉衛研報告、12：1 － 15。
15.K.Yasutomi（1964）：On the Insecticide-resistance in Japanese insects of medical importance. Jap. Jour. Med. Sci.&Boil.,17：41 － 44.

本資料の参考文献

資料1をまとめるに際し、
次の研究会などの資料を参考にした。

1. 鵬図商事（株）編（1976、91）：HOHTO PCO NEWS、No.1（1976、4）～ No.182（1991、12）、東京。
2. ドライクリーン殺虫法研究会編（1985、88）：ドライクリーン・ニュース（DC ニュース）、No.1 号（1985、2）～ No.5 号（1988、6）、東京。
3. 日本衛生動物学会殺虫剤研究班編（1959、88）：殺虫剤研究班のしおり、第 1 号（1959、6）～第 54 号（1988、10）、東京。
4. 日本 ULV 研究会編（1982、90）：ULV 研究、第 1 巻（1982、8）～第 7 巻（1990、11）、千葉。
5. 都市型害虫研究会編（1985、90）：ペストロジー NOW、Vol.1（1985、8）～ Vol.7（1991、7）、東京。
6. 千葉県衛生動物研究会編（1980、85）：千葉県衛生動物研究会会報、第 1 号（1980、5）～第 16 号（1985、8）、千葉。
7. 林 晃史（1984）：ULV について、ULV 研究、創刊号、1 ～ 4。
8. 林 晃史（1985）：都市型害虫管理のための施用技術、ドライクリーン・ニュース、No.1、2 ～ 8。
9. 林 晃史（1990）：害虫駆除における毒餌剤の位置づけ、ペストロジー NOW、16：1 ～ 8。
10. 林 晃史（1989）：都市型害虫とその管理（1)、今日的問題害虫の姿、環境衛生、16（1）：6 － 11。
11. 林 晃史（1989）：都市型害虫とその管理（3)、難防除というゴキブリへの対応、36（4）：14 － 20。
12. 林 晃史（1989）：ピレストロイドと新技術、高深度処理、環境

【資料2】

「薬局」Vol.48, No,6（1997）に加筆

むし物語 －ゴキブリとの三〇年戦争－

林　晃史

著者が、殺虫剤の開発研究に着手した頃は、まだ、「ハエ・蚊」の時代であった。したがって、研究室で累代飼育していた供試虫もイエバエであった。

また、今から三〇年前はというと、世間では、昭和四〇年の夏、東京都の〝夢の島〟でハエが大発生したことが、話題になっていた。

数でものをいう「ハエ」に比較して、ゴキブリは夜行性で、一匹オオカミ的であるため、話題性がない。

しかし、その静かなる虫も、環境が整備され、生活環境の都市化が進む中で、その難防除性

を高めて来た。

今や、ゴキブリは最大の問題害虫で、その根絶を目指して一進一退を続けている。その経緯と新たなる手法について紹介する。

一 ゴキブリ事情

組織的な衛生害虫の防除は、昭和三〇（一九九五）年に始まった「蚊とはえのいない生活」実践運動が、国民運動として推進された時点に始まった。

昭和四〇年代に入り、その効果は上がったが、まだ、〝なぜ、蚊が減ってもハエが減らないのか？〟という時代が続いた。

ハエ、蚊の防除が、行政主導型から個人の責任において行うべきものとして、客観的に明確にされたのは、昭和六〇年の伝染病予防法の一部改正がなされたのを境とする。

なお、この時期から防除対象は、ハエの減少に伴い、滞在的なゴキブリの防除が注目され始めた。

昭和五七年の時点で、日本ＰＣＯ協会（害虫駆除専門業者の

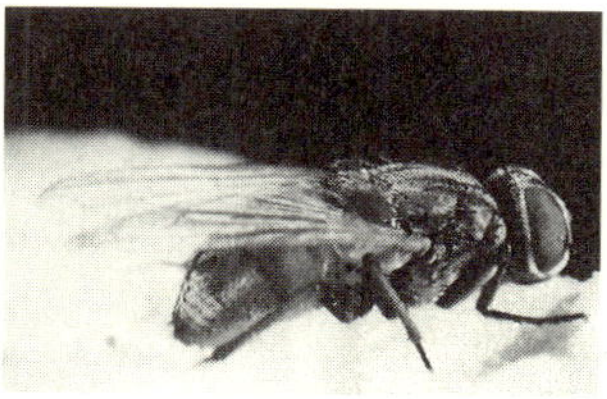

図１　ハエ防除の時代は終わったというが、まだハエは世界的にみれば問題虫である

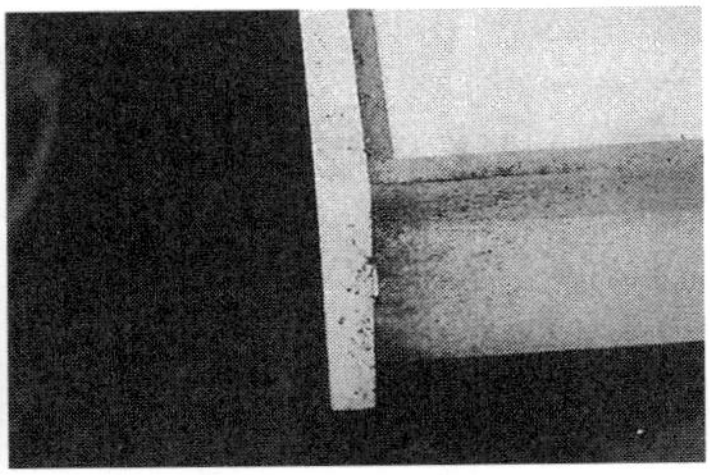

図２　ゴキブリのローテ・サイン、不潔なることかくのごとし

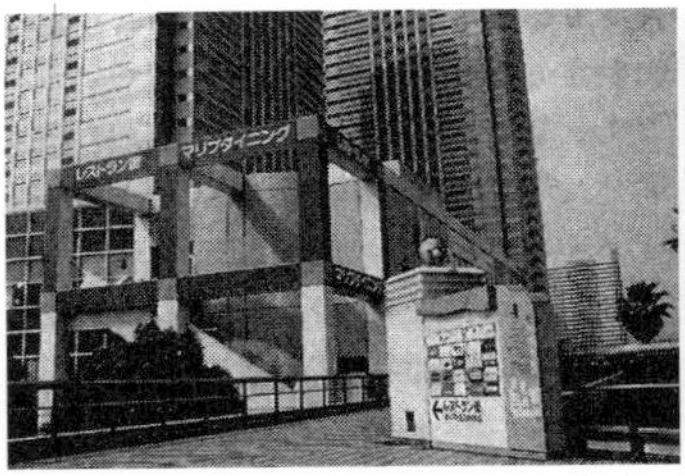

図３　日常生活の中で、外で食事をすることが増え、レストランが普及した

団体）に害虫相談のあった件数四万七九四二件の内容は、全体の一五パーセントが蚊で、一四パーセントがハエであった。ゴキブリは九パーセントで、相談の順位は低い状況で、多くは特定の施設からのものであった。

　しかし、この時期のアメリカのＰＣＯでの状況は、日本と異なり、防除の重要性の高い害虫はゴキブリであった。

　わが国において、ゴキブリ防除の重要性の認識がアメリカのレベルに達するまでには、約一四年を経過したことになる。

　現在、わが国におけるゴキブリ防除の実状を市場実績から整理すると、おおよそ表1の通りである。

二　駆除する理由

　ゴキブリ退治は、なぜ、必要なのか？

　この理由は、世代や生活環境によって、様々である。古くは、伝染病媒介者（ベクター）として認識されていた。

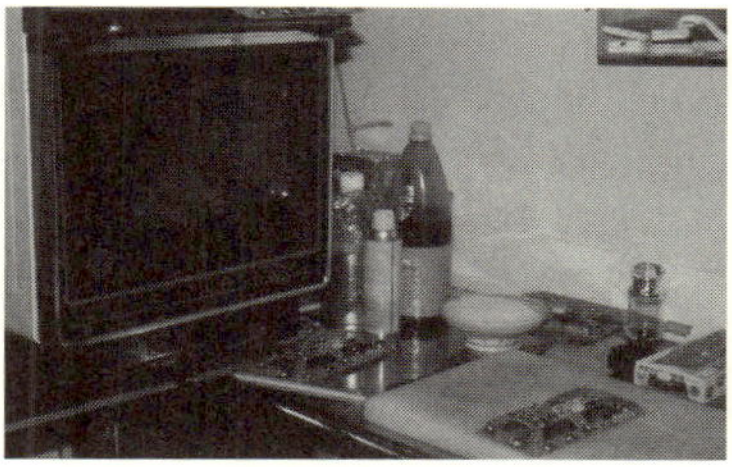

図5　繁盛するレストランほどゴキブリに気を使う

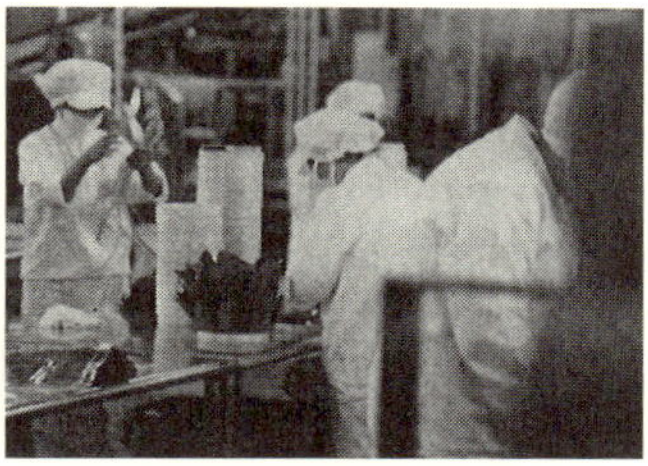

図4　外食の増加は大量増産を必要とする。施設での防虫対策が不可欠になる

しかし、環境整備が進み、衛生的な生活が普通になった今日では、害虫に対する認識も大きく変化した。

一般家庭の認識：日常生活の場が、清潔で衛生的になるに伴い、衛生害虫は、伝染病の媒介者としての役割は軽減した。人を刺咬・吸血する以外は、〝虫〟が居るだけで、「不快」、「気持ちが悪い」という、きわめて感覚的な害に変わった。

ゴキブリは、一般家庭においては、不快・不潔の理由で駆除の対象となる。なかには、ごく一部ではあるが、〝病気〟を運ぶ汚い虫だという主婦もいる。

表1　害虫駆除業界の年商額と内訳

業界の年商額：1800億円（含シロアリ駆除）	
内訳：	
ゴキブリ駆除・・・・・・・・	29%
ネズミ駆除・・・・・・・・・	19.4%
食品害虫駆除・・・・・・・・	4.7%
樹木害虫駆除・・・・・・・・	4.3%
バード・コントロール・・・	3.8%
除草作業・・・・・・・・・・	4.7%
合計 65.9%（残はシロアリ）	

飲食関連施設：経済の高度成長は、生活スタイルを大きく変え、なかでも「食生活」を著しく変化させた。

食道、レストランなどが増え、日常生活の場に外食文化を造りあげた。この利用者の多くは、飲食店の清潔度に極めて高い関心を持っている。ある調査によると、外食店で一〇人に七人がゴキブリなどの不快虫を見つけ、その内の三分の一の人が、二度とこの店に来たくないという。

飲食店舗のゴキブリ退治は、顧客管理に不可欠なことなのである。かつて、著者が店長に聞いた厨房のペストのナンバー・ワンは、表2に示す通り、ゴキブリであった。

食品製造工場などでは、混入異物の中で最も問題になるのは「虫」であった。六三件の相談の中で、三〇パーセントがハエ類、約八パーセントがゴキブリであった。

以上のように、食品関連施設にあっては、ゴキブリ駆除が重要な課題となっている。今後、ＨＡＣＣＰの適用で、一層その重要性を増す。

企業責任のもとに、そ族昆虫駆除を含む施設の衛生的管理は必須

表2　レストラン、飲食店の50人の店長に聞いた厨房のペスト

内訳	ゴキブリ類	ハエ類	カ類	チョウバエ
回答者数	50 （大型11、小型39）	36 （大型6、小型30）	13	34
順位	1	2	4	3

＊直接の質問による（福岡、岡山、大阪、東京、札幌）平成5年3月～平成6年3

の業務になった。

新たな問題：ゴキブリの駆除の必要性は、今、新たな時代を迎えた。「ゴキブリ・アレルギー」である。

それは、一九八七年のペスト・コントロール・テクノロジーに掲載された〝The invisible enemy：Cockrouch allergies〟という報告に端を発する。

同報告によると、一九六四（昭和三九）年にアメリカ・アレルギー学会第二〇回年次総会で、ゴキブリに起因するアレルギーの可能性が、臨床的に証明する報告がなされてから重大な関心を持つようになったという。

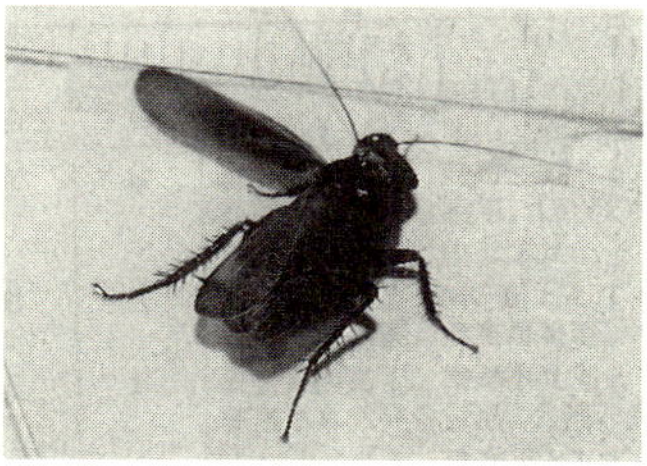

図６　店長のいやがるナンバーワンはゴキブリだ！

驚くべきことに、ゴキブリの多い家から来る〝ぜん息患者〟の七〇パーセントが、ゴキブリ・アレルギーによると判ったことだ。また、ゴキブリ・アレルゲンの食物への汚染の高いことも大きな問題である。

その後、わが国においても、小児ぜん息患者の三人に一人がゴキブリに対するアレルギー体質であることが判った。

一九九四年九月二六日付の読売新聞の記事によると、中学生以下の約五〇人の小児ぜん息患者について、「免疫グロルビン

E」の調査を行い、チャバネゴキブリに対し二五パーセントの患者が、ワモンゴキブリなど大型種に対し一六～二〇パーセントの患者に抗体が見つかったという。

以上のように、ゴキブリ退治は、新たなる対応を迫られることになった。今、新しいゴキブリ退治の時代に入ったといえる。

三　ゴキブリ戦争の開幕

私達とゴキブリとの攻防戦の始まりはいつか、それは正確にはわからない。ゴキブリ退治が、業としてなり立つようになったのは、ごく新しいことである。その出発時点とは別として、「殺虫剤による化学的防除」が、具体的に開始されたのは、昭和二〇年で、DDTやBCHの上市に始まる。その経緯を使用薬剤や使用方法あるいは製剤などから辿ると次の通りである。

使用殺虫剤：ゴキブリをターゲットに殺虫剤の開発が推進されるようになったのは、昭和三一年のディルドリンの上市を契機とする。

ディルドリンは、シクロジエン系化合物に属し、潜土性害虫に対して強い殺虫力と残効性を発揮した。

ディルドリンを主成分とする殺ゴキブリ剤は、塗布用製剤の〝ニッサン・サニタ〟(日本脂製)がよく知られていた。

なお、この使用法、後にいわれるところの「局所重点処理法」あるいは「局所重点塗布法」の原点である。その他の主要な殺虫剤は、強い殺虫力が求められた初期の頃には有機りん系化合物が繁用された。

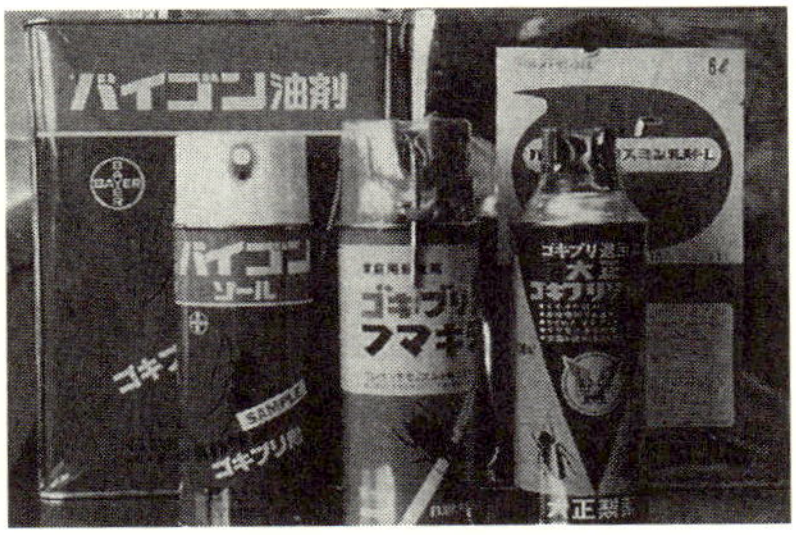

図7　殺ゴキブリ剤の主役たち

その後、人畜に対する安全性や抵抗性対策などもあって、同じ有機りん系化合物でも、スミチオンやサフロチンの時代を迎えた。

また、昭和五〇年代から、本格的な合成ピレスロイドが開発されるようになり、ピレスロイド剤も重要な役割を持つようになった。

ゴキブリ駆除用として用いられた主要な殺虫剤の概要を整理すると、表3のごとくである。

なかでも、昭和五四(一九七九)年に上市されたカルバメート系殺虫剤のバイゴン(プロポクスル)は、殺ゴキブリとして、特筆すべき効力を持っている。

使用製剤:使用製剤は、初期の油剤から乳剤へ、その後の燻煙製剤、一般家庭ではエアゾール剤と生活環境に併せて変化した。

著しい変化をみせたのは、ホウ酸団子に端を発した誘因毒餌の領域である。

室内の殺虫剤による化学的汚染防止が、社会的風潮となった今日、ケース付きベイト剤が主要な製品となった。

なかでも、ヒドラメチルノンを主成分とするベイト剤の開発には、約五年の歳月を要したが、今では、一般家庭をはじめ、ＰＣＯの現場においても重要な製品となった。

家庭用殺虫剤の必須条件は、〝速効性〟だとされた時代には、予想し得なかった現状である。

なお、今日、実用化されている「ベイト剤」の主成分の特徴を整理すると表４のごとくである。

表３　ゴキブリ用製剤の主要有効成分とその特性

種類	経口毒性 LD_{50} (mg/kg)	殺虫力 LD (μg)	製剤特性		
			速効性	残効性	その他の特徴
DDVP（ジクロルボス）	110	0.15 ～ 0.38	A	B	殺虫力が強く、速効性であるため、混合剤の中心的な役割、DDVP 樹脂蒸散剤、燻煙剤などの主成分
ダイアジノン	285	0.39	A	B	残効性が強く、ＭＣ剤としても広く用られている。塗布用製剤
スミチオン（フェニトロチオン）	330	0.25	B	B	安全性が高く、油剤や乳剤として広く使用されている。ＭＣ乳剤、食毒剤
バイテックス（フェンチオン）	250	0.33	B	B	残効性が高く、塗布用として優れる。
サフロチン（プロペタンホス）	94.2	0.23 ～ 0.435	B	A	殺虫力、残効性ともに優れている。DDVP との混用剤が特に有効である。
バイゴン（プロポクスル）	70 ～ 130	0.39 ～ 0.394	C	A	残効性が特に優れ、塗布後のブルーミング作用はゴキブリ用として優れる。バイゴン油剤。
エクスミン（ペルメスリン）	430 ～ 470	0.64	A	B	速効性に優れ、ゴキブリに対し、追い出し効果が高い燻煙剤、ULV 用乳剤として広く使用されている。

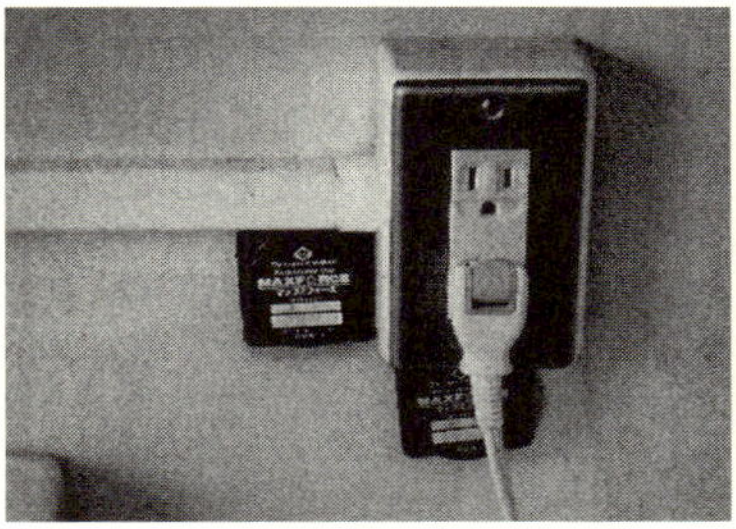

図９　ケース付きベイト剤は現場のテクニックを変えさせた

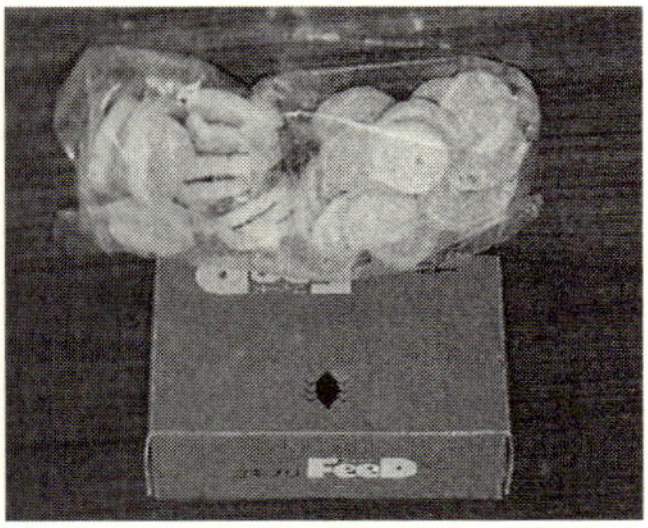

図８　ゴキブリ毒餌の時代をもたらした初期の製品

表４　食毒剤の有効成分の種類と作用特性

項目	ヒドラメチルノン	ホウ酸	フェニトロチオン（MEP）
毒作用	呼吸毒	細胞毒	神経毒
作用機構	呼吸酵素の阻害により、体内の酸欠により死亡する。（細胞内ミトコンドリアに吸着され、その呼吸酵素を阻害する）	消化管内の共棲微生物を殺し、組織内のSH系酵素を阻害する。その結果、脱水症状を起こし死亡する。	コリンエステラーゼを阻害して殺虫力を発揮する。この阻害のため、アセチルコリンが分解されないままに、シナプス間隙に蓄積して、シナプス伝達を麻痺させて死にいたらしめる。
毒性 LD50値 （mg/kg）	ラット：1300（985～1715） 5000mg以上（USA） EPAでは、毒性についての注意書きを必要としない。	ラット：3160～4080 マウス：3450	ラット：250～500 マウス：870
経口推定致死量（g）、成人	毒性が低く、計算ができない。	成人：15～20、8～7 小児：4～9、5～6 乳児：2～3 小児：20ml	スミチオン：DDVP混合乳剤の場合 成人：120ml
殺虫力 LD50値（μg/♀） 経口投与	チャバネゴキブリ 24時間後：86μg/1頭 4日後：9.66（♂）、225.7（♀）	チャバネゴキブリ 最大投与量200μgで次の値 24時間後の致死率…0% 4日後の致死率：10%（♂） 6%（♀）	チャバネゴキブリ
局所施用	24時間後：1000μg以上 4日後：25.1（♂）、63.1（♀）		0.25（♀）

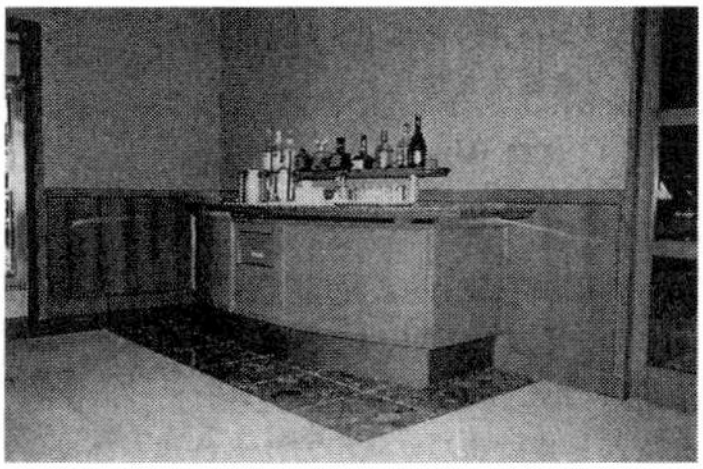

図10　都市化の進展、清潔度の増進は液性殺虫剤の散布を難しくした

処理方法：殺虫剤の撒き方、使い方を処理方法、あるいは施用方法という。殺虫剤の効能・効果を十分に発揮させるには、この使い方の適否が大きく関与する。

これは、一言で言うと殺虫剤を虫体に到達（付着）させることである。しかし、実際には難しいことで、種々と工夫されている。

ことに、生活環境の変化に伴い、〝ムシ環境〟も変わり、時間や生活空間にゆとりがなくなって、殺虫剤を理想的に撒くことが難しくなった。

このような事情で、ゴキブリ退治が、油剤や乳剤などの「液性製剤」の時代に別れを告げさせた。

時代と共に進む生活環境の清潔化は、可能なかぎり殺虫剤を撒き散らさないため、「高濃度少量散布」（ＵＬＶ処理）の技法を開発させた。

また、施設の構造やその管理システムあるいは労働条件などから手間を省く作業方法が必要となった。

過湿を嫌う密閉構造は、基本的に水を使用しない「乾燥的技術」が必要で、それを満足させるものとして、〝燻煙剤〟を主軸とする新しい施用法の「ＤＣ殺虫法」が開発された。

時代と共に進んだ施用方法の経緯を整理すると図11のごとくである。

殺虫剤をゴキブリに付着させるための施用方法は、社会的背景に大きく影響されることがうかがえる。

なかでも、建造物の内装や内装材料の変化、関連するムシ環境の変化あるいは人の嗜好の変化などが、大きな要因である。

このことは、一般家庭も企業施設のいずれにあっても共通である。

ゴキブリと人間との戦争は、以上のような状況下で繰り広げられている。ことの善悪は別として、害虫駆除専門業者が、施設のゴキブリ駆除を年間契約で一〇数年にわたり続けている。

また、家庭用殺虫剤が、毎年、数百億円の売上げ実績を持ち、ゴキブリ駆除剤の占める割合が増えつつあるという。

四　対ゴキブリ戦用の新兵器

このような現状を打開すべく、最近、新しい武器が開発された。

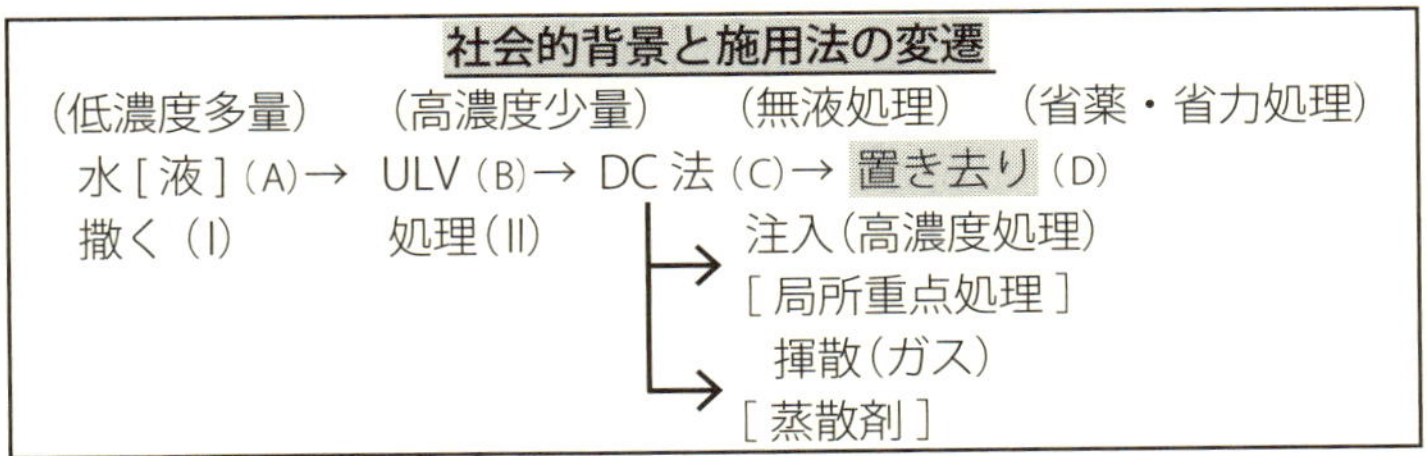

図11　非液性製剤による害虫管理の時代への経緯

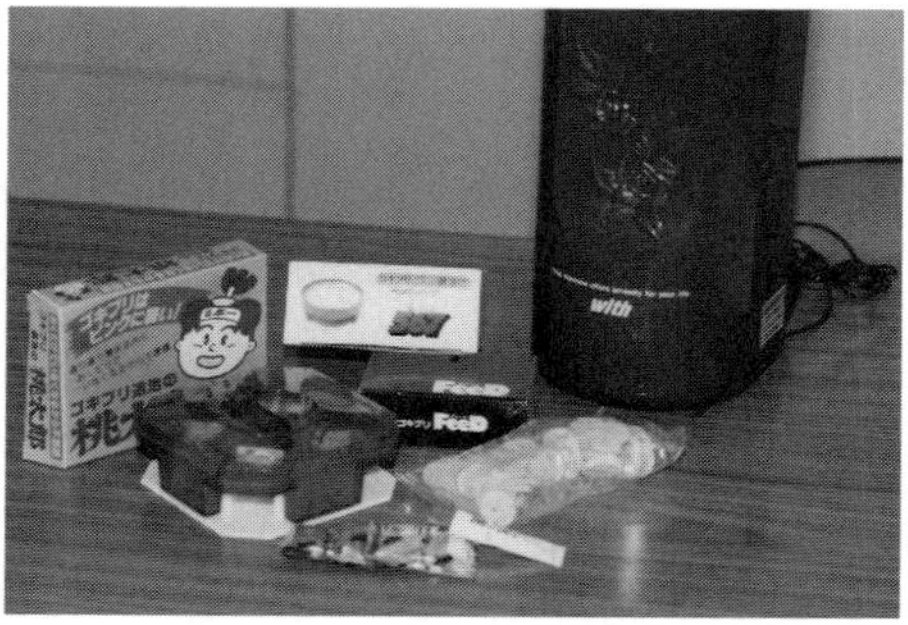

図12　人の嗜好の変化はゴキブリ剤にも影響をおよぼした＜薬殺・捕殺・定着防止＞

これが、果てしなく続く、ゴキブリとの泥沼の戦いに終止符を打つ〝最終兵器〟となるだろうか、今、注目をあびている。

この新しい、「対ゴキブリ兵器」については、本書で一部を紹介したが、改めて総括的に解説する。この新しい殺虫機は、殺虫剤と殺虫機とが一体となったものである。樹脂蒸散剤（ベーパーセクト）を装置（ウィズ）内に収納し、無人条件下で、無色透明な清潔的状況のもとにゴキブリを管理するものである。

樹脂蒸散殺虫機の登場前：ゴキブリ退治の究極の兵器が登場するまでには、新しいものだけに紆余曲折があった。その大略は次の通りである。

なお、樹脂蒸散殺虫機の原点は、殺虫プレートと称されるＤＤＶＰ樹脂蒸散剤である。よく知られている市販品には、ワイパープレート、パナプレート、バポナストリップなどがある。

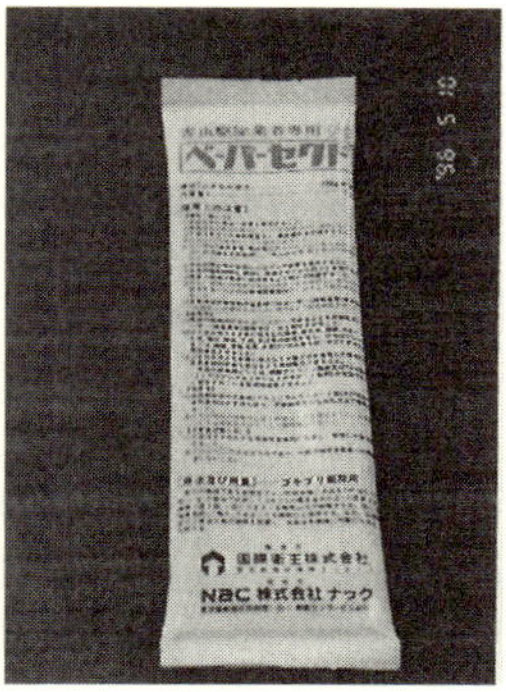

図13　無色透明な状況で効果を発揮する新殺虫剤ベーパーセクト

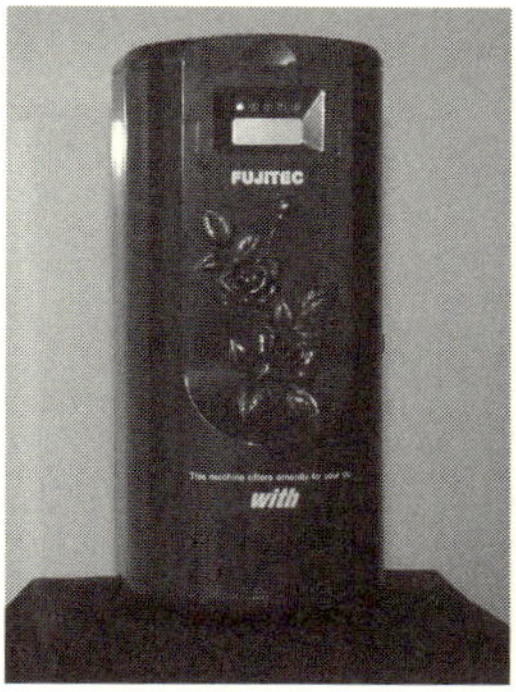

図14　ベーパーセクトを内蔵した無人条件下で動く「ウィズ」

一九六五（昭和四〇）年…殺虫プレートの登場（昭和四〇～四四年）

一九八八（昭和六三）年…強力害虫駆除機ＯＢＤドライシステムが活発化する。

この年の八月二三日、違反行為の殺虫プレート無許可販売で書類送検の新聞記事

一九九一（平成三）年…樹脂蒸散殺虫研究会が発足

一九九三（平成五）年…愛知県下で殺虫プレート機が業者間で話題になる。県は、薬事法第六六条第一項に触れると文書で回答

一九九五（平成七）年…ベーパーセクト承認許可、新製品として市場に参入

一九九六（平成八）年…ゴキノックプレート承認許可

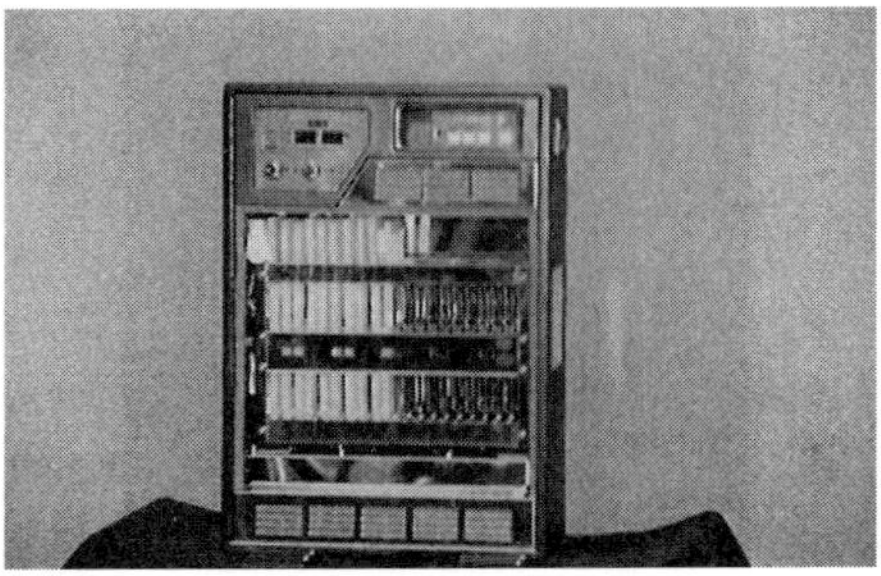

図15　ゴキブリ管理ロボット「ベーパーセクト・ウィズシステム」。これが対ゴキブリ戦争の最終兵器なのだ

新しい時代、二一世紀にふさわしい殺虫機の登場までには、殺虫プレートが登場して25年の歳月を要したことになる。しかし、このことにより、対ゴキブリ戦争は新しい時代を迎えることになる。

新兵器の上手な使い方：どんな優秀な兵器でも、使い方を誤ると何の役にも立たない。この新しい対ゴキブリ戦の兵器、「ベーパーセクト・ウィズ」システムは、ゴキブリ駆除ロボットとして使いこなすことである。ゴキブリ管理は、〝ロボット〟による時代になった。ゴキブリの姿を見て、人が殺虫剤を撒く時代ではない。ロボットの頭脳で、必要な時間帯に自動的に作動する。人手を要するのは、最初の設置場所の選定と、ベーパーセクトの交換の時だけである。

新時代の薬局のビジネスとしては、工夫の対象となる。薬局の持つ相談機能が活用できる。最近のゴキブリは、建築構造と共に高深度退避性を高め、防除を難しくしている。しかし、この新兵器は、実験実で、あるいは実際の現場で一〇年にわたる研究の所産である。そのパワ

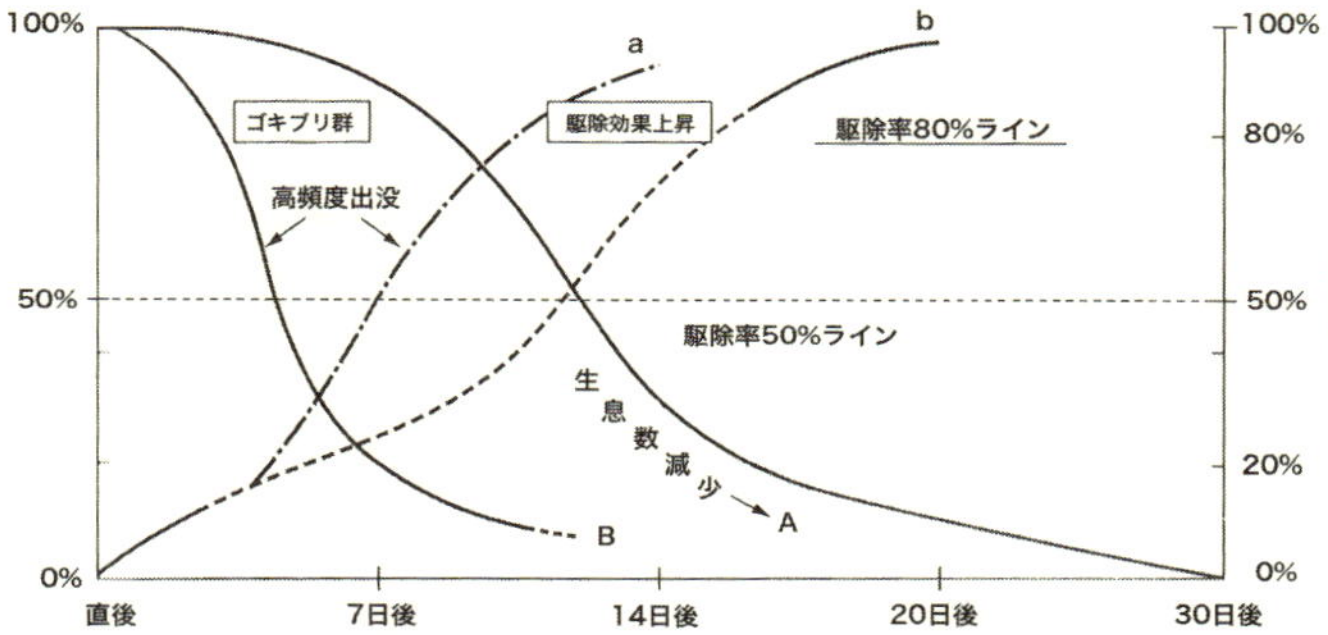

図16　高深度潜伏状況下における効力発現の状況変化（モデル）
＜効力発現は、個体群の被毒頻度に正比例する＞

ーを要約すると図16のごとくである。

ゴキブリが多く、難防除性の高い場所でも、使用開始から七日から一四日で顕著に効果が認められる。ゴキブリ群の出没頻度の高い（B）型では、（a）のように効果の現れ方が早い。また、出没頻度の低い（A）型でも、駆除効果は（b）のごとくで、（a）よりは遅いが効果は確かである。

このことは、ゴキブリの薬剤に触れる場合と関係するもので、施設内の整理・整頓がよいほど、ゴキブリの被害頻度が高くなる。

いかに、ゴキブリが高深度に潜伏しても、餌をとりに出てくるし、交尾のためにも外出する。

ロボット（ベーパーセクト・ウィズ）は、機械的に出没するゴキブリを監視し、静かに生息数を減らしてゆく。今度こそ、ゴキブリに〝白旗〟をあげさせたいと願っている。

ゴキブリ戦争はまだ続くが、本当にゴキブリが恐れているのは人間ではないだろうか。
ゴキブリが〝薬〟や〝秘薬〟となると、たちまち絶滅するかもしれない。

ロジー NOW、16：1 ～ 8。
18. 林 晃史（1989）：都市型害虫とその管理（1)、今日的問題害虫の姿、環境衛生、16（1）：16 － 11。
19. 林 晃史（1989）：都市型害虫とその管理（3)、難防除というゴキブリへの対応、36（4）：14 － 20。
20. 林 晃史(1989)：ピレストロイドと新技術、高深度処理、環境管理技術、7（6）：8 － 4。
21. 林 晃史（1989）：問題害虫と防除薬剤、環境管理技術、9（2）：1 － 8。
22. 林 晃史（1989）：衛生害虫の Pyrethroid 抵抗性の現状と対策、千葉衛研報告、12：1 － 15。
23. K.Yasutomi（1964）：On the Insecticide-resistance in Japanese insects of medical importance. *Jap. Jour. Med. Sci.&Boil.*,17：41 － 44.

参考文献

1. 徳永雅明『醫用昆蟲學(上)（下)』(診療と經驗社、1943)
2. 素木得一『衛生昆虫』(北隆館、1958)
3. P.B.Cornwell "*The Cockroach*"（Hutchinson、1968)
4. 白岩六郎『傳染病ヲ媒介スル昆蟲ノ撲滅方法』(陸軍軍医団報告、1917)
5. 石井信太郎『蚊と蠅』(室戸書房、1942)
6. 野村健一・川畑愛義『鼠と衛生害虫』(北隆館、1947)
7. 小林晴治郎『寄生虫と衛星昆虫』(臼井書房、1949)
8. 須川豊・椙本正己『蚊とハエのいない生活』(日本公衆衛生協会、1953)
9. 鵬図商事（株）編（1976、91）:HOHTO PCO NEWS、No.1（1976、4)～ No.182（1991、12)、東京。
10. ドライクリーン殺虫法研究会編（1985、88)：ドライクリーン・ニュース（DC ニュース)、No.1 号（1985、2) － No.5 号(1988、6)、東京。
11. 日本衛生動物学会殺虫剤研究班編（1959、88)：殺虫剤研究班のしおり、第 1 号（1959、6) －第 54 号（1988、10)、東京。
12. 日本 ULV 研究会編（1982、90)：ULV 研究、第 1 巻（1982、8) －第 7 巻(1990、11)、千葉。
13. 都市型害虫研究会編（1985、90)：ペストロジー NOW、Vol.1（1985、8) － Vol.7（1991、7)、東京。
14. 千葉県衛生動物研究会編（1980、85)：千葉県衛生動物研究会会報、第 1 号（1980、5) －第 16 号（1985、8)、千葉。
15. 林 晃史（1984)：ULV について、ULV 研究、創刊号、1 － 4。
16. 林 晃史（1985)：都市型害虫管理のための施用技術、ドライクリーン・ニュース、No.1、2 － 8。
17. 林 晃史（1990)：害虫駆除における毒餌剤の位置づけ、ペスト

噴霧降下法 68,70

【へ】
ベイト 78,79,100,115,116,168,169
ベニヤ板接触法 72,73
ペーパースリン 65
ベープリキット 77

【ほ】
防疫用殺虫剤 53,139,149
ホウ酸団子 77,116,126,127,168
ホウ酸半生 77
捕獲器 47,78,116,121
防虫菊エキス 65
捕殺点灯誘殺 45

【ま】
マダラゴキブリ 17
松村松年 15
マラソン 51,52,115,139,141

【み】
三原 実 15,136
ミナミヒラタゴキブリ 14

【む】
虫除けスプレー 79
無手捕獲作戦 75

【も】
森谷清樹 25,136
モリチャバネゴキブリ 14,17

【や】
薬剤 37,39,68-70,72,84,86,89,93,94,98,
105,107,119,122,128,138,145,175
薬事法 39,58,173

ヤマトゴキブリ 15,17

【ゆ】
有害生物管理業（者）24
有害生物防除システム 37
有機塩素系殺虫剤 52,55,60,117,129,138
,141,143,145
有機リン系殺虫剤 54,60,61,64,66,117,
126,129,142
油剤 61,62,96,167,168,170

【よ】
幼虫 18,40,42,43,47,67,139

【ら】
ライトトラップ 46
卵鞘 18

【り】
力価 67,68,72,74
リーセンサーナイト 51
粒剤 61
リンデン 51

【れ】
レストラン 30,31,162-164
レナトップ 64,65,148

【ろ】
ローテル 77,116,121

【わ】
ワイパア 77
和漢三才図絵 8
ワモンゴキブリ 15,17,33,73,74,166

どこでもベープNo.1 77
都市型害虫 9,134,151,137,154
都市型害虫研究会 153,155,157
トビイロゴキブリ 15
トヨチオン 65,148

【な】
ナラマイシン 37
ナラマイシン研究会 37,126
ナンキンムシ 20,56,57

【に】
日本昆虫学 15
日本産ゴキブリ 15
日本産ゴキブリ仮目録 15
日本ペストコントロール協会 24,28
乳剤 61,63,96,167,170

【ね】
ネオピナミン 51,65,148,149
ネキシオン 64,65
ネズミ駆除 29,163

【の】
農業害虫 38,39,86
農薬取締法 39
農林水産省 39
ノミ 20,26

【は】
廃棄物処理場 57
バイケイ草 50
バイゴン 51,64,65,73,74,148,167
バイテックス 65,70,115,149,168
パウダー散布作戦 75
ハエ 11,20,21,31,34,39,42,46,47,56-59,
67,69,70,80,88,114,116,119,124,125
131-135,139,144,150,151,160-162
HACCP 16,32,37
発生回数 18,43
発生源対策 47,75,138
発育速度 43
服部畦作 11
バード・コントロール 29,163
ハーブの虫除けリキット 77
バルサン 58,76,79,92-94,108
バルサン霧ジェット 58
バルサンジェット 77,117,119
バルサン這う虫氷殺ジェット 116
バルサン ロッド 76,108

【ひ】
BHC 52,53,55,117,140,141
ひ石 50
PCO 24,25,33,36,38,103,150,153,162,168
PC業 25,27,33,35
微生物農薬 48
ピナミン 65,141,148,149
ピナミンフォルテ 65
ヒメチャバネゴキブリ 14
ヒラタゴキブリ 14
ビル管法 39
ビルムシ 8-22,38
ビルムシ・ライン 9,29,35,37
ピレスロイド系殺虫剤
54,60,66,142,148

【ふ】
不快虫 30,39,42,164
不完全変態虫 67
フタテンコバネゴキブリ 14
ブトキサイト 51
不妊剤の利用 45
粉剤 61,62,75,96

植物寄生性昆虫 42
植物性物質 50
除虫菊 50,64,131
除虫菊製剤 140
除草作業 29,163
シラミ 20,39,138,139,144,148
シロアリ 26,29,39,150,163
シロアリ駆除 29
浸漬法 68.69

【す】
水和剤 61,96
巣のアリ退治 77
スミスリン 65,148
スミチオン 51,65,100,115,149,167,168

【せ】
生活特性 17,18
生態的防除法 45,47,
成虫 40
生物的防除法 45
接触法 68-70
施用方法 53,75,134,137,151,156,170,171
潜在的害虫 48

【そ】
総合環境管理 37
そ族昆虫駆除事業 55,141,157
即効性 58

【た】
ダイアジノン 51,65,115,141,149,168
退治方法 40,45
脱皮 8,40,43
田辺製薬（株） 38,126
ダニ 39,42,56,67,114,125,148-150
卵 18,40,67

短時間接触法 68

【ち】
チオシアネート 51
チカイエカ 42,56
畜産害虫 39
チヤオゴキブリ 14
チャバネゴキブリ 9,11-17,29,31,33,38,
42,69,71,100,106,166,169
直撃噴射作戦 75
注入法 68,69
虫譜 8
虫譜図説 8
厨房 31,34,56,88,96,164
チョウバエ 31,42,44,150,151,164

【つ】
ツチゴキブリ 17

【て】
DDT 51,52,56,138-141,144,149,156,166
DDVP 65,100,108,139,149,168,169
DDVP プレート 77
低毒性 52,58
ディプテレックス
51,52,54,65,115,142,149
ディルドリン 51,139,141,166,167
デリス 51
伝染病 30,161
伝染病媒介者 147,162
天敵 45,48
天然殺虫剤 61
店舗 12,31,36,42,59,164

【と】
東京オリンピック 20,114,115,149
トコジラミ 20,39,56,57

【く】
クリスロン 51,65,69,71,149
クリスロンフォルテ 65
クロゴキブリ 8,15-18,31,42,56
クロルデコン 51
クロルデン 51
桑山 覚 11
燻煙剤 78,93-95,116,118,119,124,125,
129,167,168,170

【け】
経済産業省 39
経時処理面接触法 68,72
経時処理液浸漬法 68
鶏畜舎 57,144,150
鯨油 50,131
原体 61,64
懸濁剤 61

【こ】
公衆衛生 44,52,115,117,135,138,156
合成ピレスロイド 50,167
厚生労働省 39
五器嚙 8
ゴキブリ・アレルギー 32,33,165
ゴキブリ駆除 29-32,85,106,163,164,
167,171
ゴキブリ駆除ロボット 174
ゴキブリ浸入制御剤 46
ゴキブリ取り器 46
ごきぶりないない 77
固形製剤 61
個人衛生 43
ゴロチ 77,124
コロモジラミの流行 57
昆虫成長阻害剤（IGR 剤）61
混入異物 31,41,164
コンバット 77,78,101,116,127

【さ】
雑芥類集積場所 44
殺虫剤許可基準通知 53
殺虫剤原体 64
殺虫剤指針 53-55,115,117,141,142,148,
149,157
殺虫剤抵抗性問題 48,144
サツマゴキブリ 17
ザーテル 65
蛹 40,67
サフロチン 65,148,167,168
サルファ剤 51
産業 PC 27,36
残効性 58.67,68,72-74,90,91,96,166,168
残留農薬問題 48
産卵 47

【し】
シクロヘキシミド 37
ジクロボス 51
室内全域処理作戦 75
ジブロム 64,65,115,149
ジャーマン・コックローチ 14
樹脂蒸散剤 61,78,106,172
出現時期 43
樹木害虫駆除 29,163
樹木精油成分 46
小児喘息患者 33
消毒屋 24,26,82
食毒剤 60,100,168,169
食品衛生法 39
食品害虫 38
食品害虫駆除 29,163
食品製造工場 26,164
食腐性 43

索引

【あ】
阿久多牟之 8
朝比奈正二郎 15
アースノーマット 77
アース防虫シート 77
アースレッド 77,116,124
アースレッドノンスモーク 116
油虫 8,9
アベイト 65,149
アリの巣コロリ 77,99
アレスリン 51,71

【い】
イエバエ 39,42,56,69,71,139,145,148,160
異物混入防止 37
嫌なムシ退治作戦 76
飲食店 12,26,30,31,36,164

【う】
ウジ殺し作戦 75

【え】
エアゾール殺虫剤 59,77
衛生害虫 30,38,86,113,134,135,145,148,156,163
エキスリン 65
液性製剤 61,80,84,99,170,171
エクスミン 65
エスビオル 65
園芸害虫 38

【お】
大きいゴキブリ募集コンテスト 15
オオゴキブリ 17
置くだけ作戦 75
オフナック 65

【か】
家庭用殺虫剤 58,59,63,70,114,116,125,129,130,168,171
害虫駆除専門業（者）24,35,82,95,130,150,157,161,171
化学的防除法 45
下唇肢 41
化審法 39
学校給食 39
家畜害虫 38
「蚊とはえのいない生活」実践運動 20,134,135,149,161
蚊取り線香 61,78
カーバメート剤 50
可溶化剤 61
顆粒剤 61
カルバメート系殺虫剤 61,64,167
蚊やり 78
環境省 39
環境的防除 47
感染症予防法 39

【き】
機械的・物理的防除法 45,46
キクスリン 71
寄生菌 48,135
寄生虫 48
寄生虫研究部 136
季節的消長 43
忌避剤の利用 45
急性毒性 66
局所施用法 68
キンバエ 42

著者
林　晃史（はやし あきふみ）
1934年生まれ。1956年静岡大学農学部卒。1959～75年、大正製薬（株）研究部勤務。1975年より千葉県衛生研究所医動物研究室長、1989年より同研究所次長を経て、1994年退職。現在、防虫科学研究所長、東京医科歯科大学医学部講師。農学博士。医学博士。1971年4月 日本衛生動物学会賞受賞。主な著書に『虫の味』（共著）、『「食」の害虫トラブル対策』（共に八坂書房）、『家庭用殺虫剤学概論』（共著、北隆館）、『新しい害虫防除のテクニック』（南山堂）、『害虫防除の実際と殺虫剤』（南山堂）など多数。

ゴキブリはなぜ絶滅しないのか　殺虫剤の進歩と限界

2012年4月25日　初版第1刷発行

著　者	林　晃史
発行者	八坂立人
印刷・製本	シナノ書籍印刷（株）
発行所	（株）八坂書房

〒101-0064 東京都千代田区猿楽町1-4-11
TEL.03-3293-7975　FAX.03-3293-7977
URL.：http://www.yasakashobo.co.jp

ISBN 978-4-89694-992-6